汉竹编著·亲亲乐读系列

一起怀孕吧 准爸爸

曾少鹏 主　编

周　莹 主编助理

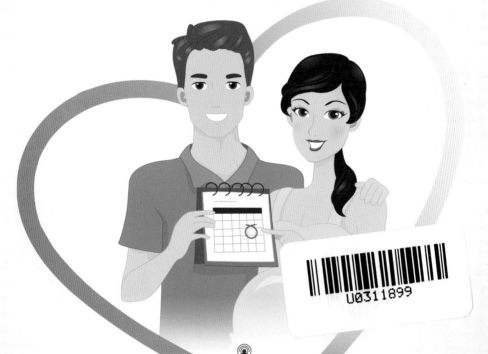

U0311899

汉竹图书微博

http://weibo.com/hanzhutushu

江苏凤凰科学技术出版社

全国百佳图书出版单位

·南京·

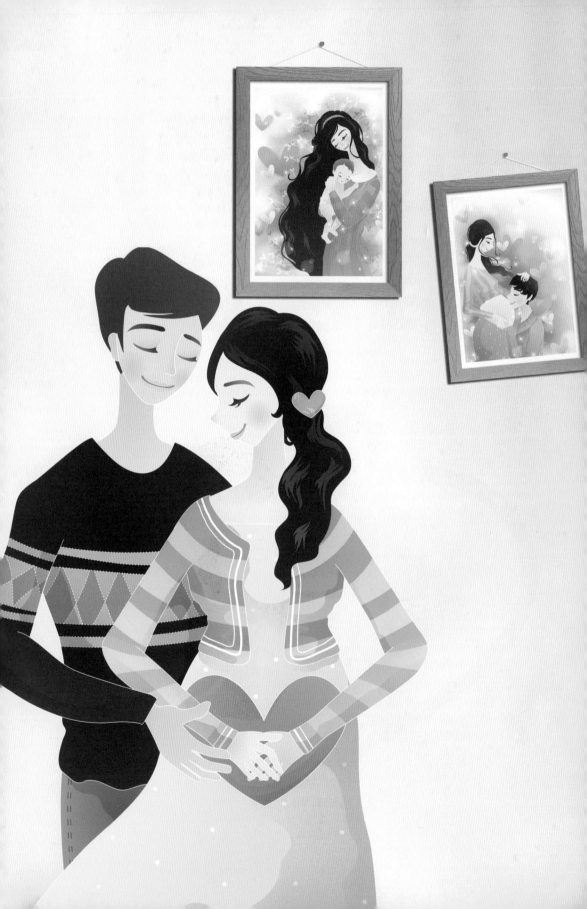

导读

孕育新生命是甜蜜而艰辛的过程，但这不是孕妈妈一个人的事，而是一个家庭的共同责任，少不了准爸爸的参与。孕期中准爸爸贴心的照顾和无微不至的关怀，是孕妈妈克服孕期不适重要的安慰和动力。如何照顾怀孕的妻子，怎样才能让胎宝宝健康发育？妻子孕吐，该怎样帮她缓解？孕期能够进行性生活吗？怎样给宝宝做胎教？妻子分娩时，准爸爸该做些什么……这一系列的问题都在困扰着准爸爸们。

针对准爸爸们的这些困惑，本书以准爸爸的视角，解读孕期那些事儿，对妻子从孕期到分娩出现的种种问题给出参考和指导，让准爸爸有备无患，轻松应对，帮助妻子安全、舒适地度过孕期，顺利分娩。

本书分为孕期和分娩两部分。其中，孕期以月为单位，根据每月孕妈妈和胎宝宝的情况，给出产检、生活细节、饮食指导、准爸爸做胎教内容等方面的建议。分娩部分介绍了准爸爸需要了解的分娩知识，分娩前要做的准备，以及陪产时需要做的事情，让准爸爸不再慌乱和焦虑，在妻子经历艰难的分娩时，能够给予她有力、有效的支持和帮助，做好陪护工作，和妻子一起迎接新生命的到来。

读了这本书，相信原本小心翼翼、一无所知的准爸爸们，会变得从容镇定。而从这段不算短暂的旅程中，你也会逐渐体会到属于准爸爸的那份甜蜜和幸福。

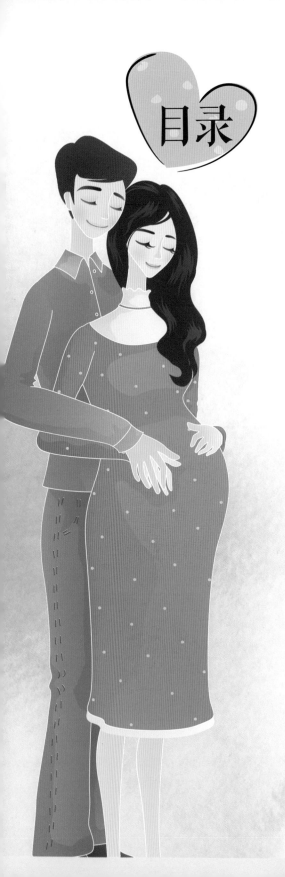

目录

孕一月

孕二月

孕三月

孕四月

孕五月

孕六月

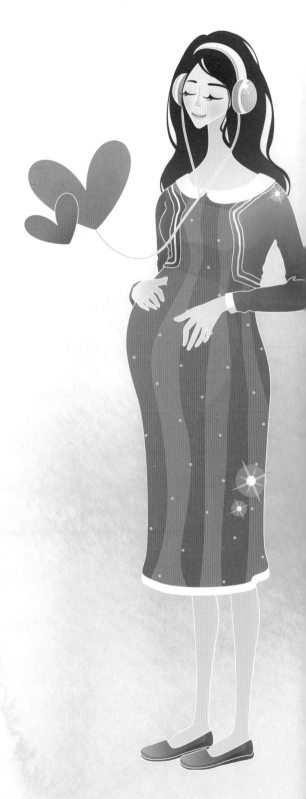

孕七月

孕八月

孕九月

孕十月

分娩时，准爸爸能做的事

附录

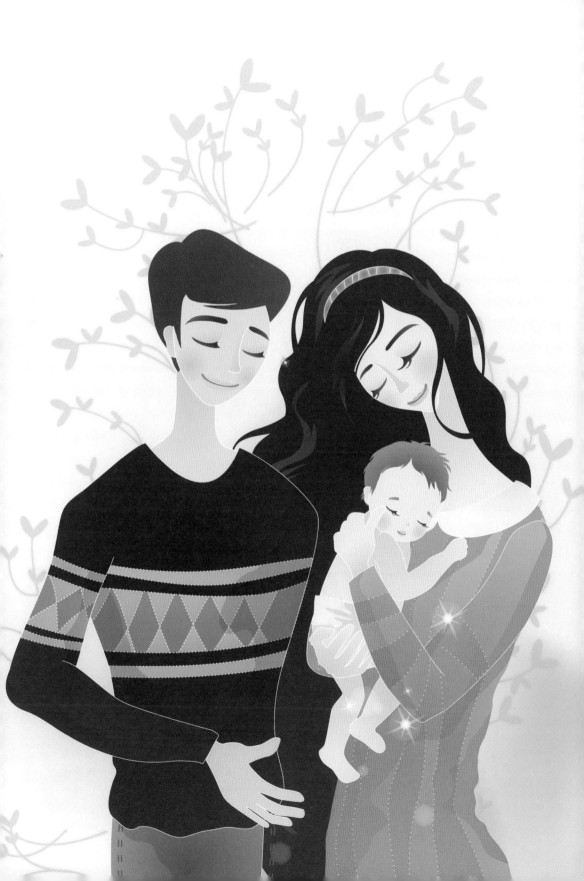

天使到来

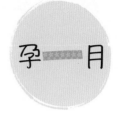

成熟的卵子从卵泡中排出，有一个优质的精子也奋力游入，与卵子结合，形成受精卵并开始着床。第3周，小胚胎仅仅是孕妈妈子宫内膜中埋着的芝麻粒大小的囊泡。不久以后他（她）就会长成一个漂亮的宝宝。

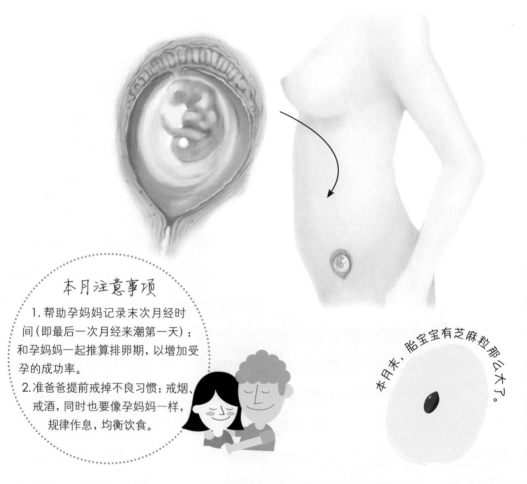

本月注意事项

1. 帮助孕妈妈记录末次月经时间（即最后一次月经来潮第一天）：和孕妈妈一起推算排卵期，以增加受孕的成功率。

2. 准爸爸提前戒掉不良习惯：戒烟、戒酒，同时也要像孕妈妈一样，规律作息，均衡饮食。

本月末，胎宝宝有芝麻粒那么大了。

孕妈妈的身体变化

现在，孕妈妈自己可能感觉不到什么变化，可能还不知道自己已经怀孕，但是胎宝宝其实已经在孕妈妈的子宫内"安营扎寨"并悄悄发育了。到了本月末，有些孕妈妈会出现疲倦、低热或怕冷、嗜睡等类似感冒的症状，最主要的症状是停经。

孕妈妈的情绪变化

从怀疑到确定，然后由兴奋转向不知所措，这是孕妈妈在怀孕的第1个月里最常见的心理。这需要有足够的心理准备和身体准备，以轻松应对怀孕过程中出现的情况。

你的宝宝长这样

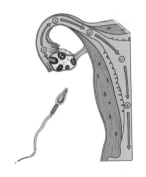

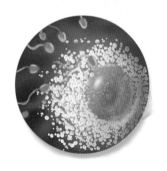

孕 1 周 卵子发育成熟

末次月经结束后，新的卵子在备孕女性体内开始发育成熟。

孕 2 周 卵子与精子相遇

成熟的卵子从卵泡中排出，而有一个生命力很强的精子也从大约 3 亿个精子中脱颖而出，与卵子结合，形成受精卵，新生命产生。

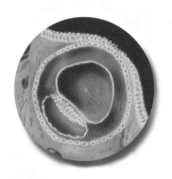

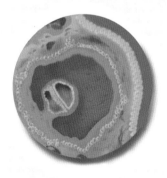

孕 3 周 胚胎着床了

受精卵在输卵管中行进 4 天后到达子宫腔，然后在子宫腔内停留 3 天左右，在子宫内膜上找个合适的地方埋进去，这就叫作着床。

受精卵着床后，胚泡将更深地植入子宫壁，并且羊膜囊也开始形成，在以后将形成胎盘的位置上有大量的血管网形成，血管网中有丰富的母体血液。

第 4 周 受精卵植入子宫

在这周里，胚胎的植入过程基本完成，形成了胚芽或胚胎。胚芽或胚胎因得到母体营养而迅速成长，出现了将要发育成宝宝消化道的卵黄囊。到了这周的第三天或第四天，胎盘开始形成，也许能在晨尿中测出早早孕。到本周末，羊膜绒毛开始形成并发育完成，羊膜囊、羊膜腔和卵黄囊也已发育完毕。

陪孕妈妈做产检

当孕妈妈的身体出现了一系列神奇的变化时，如乳房变得特别敏感，基础体温增高 0.5℃ 左右，总是睡不醒，例假没有如约而来等，这就是身体在提示：你可能怀孕了！记得去医院做个产检，身为准爸爸，也不要偷懒，陪孕妈妈一起做好产检吧！

本月产检项目

☐ 血液检查：确认是否怀孕，卵子受精后 第 7 日即可在血清中检测出人绒毛膜促性腺激素（HCG）。

☐ 了解家族病史：过去用药的历史及产科就诊的一般记录、个人家族疾病史。

☐ 血压检查：孕妈妈血压过低和血压过高都不利于怀孕，需及早检查，及时干预。

☐ 体重检查：测算体重指数（BMI）：BMI ＝体重（千克）／ [身高（米）]^2。

☐ 验尿：主要检查血糖、尿蛋白、有无泌尿系统感染等。

☐ 阴道疾病检查：是否患有阴道炎或其他疾病。

注：以上产检项目可作为孕妈妈产检参考，具体产检项目以医院及医生提供的建议为准。

关于产检准爸爸要知道的

第 1 次做产检，孕妈妈难免激动又紧张，此时更需要准爸爸了解产检前的注意事项，提醒孕妈妈提前做好准备。

1 提醒妻子空腹

检查前一天晚上要休息好，保证良好的睡眠；当日应穿宽松易脱的衣服，以利于妇科检查。检查时间在上午 9 点以前较佳，而且需要空腹，这样符合相关血液检查的要求。可以将自己的疑问提前列出来，检查时及时询问医生。

2 尿检用晨尿

送验的尿液要收集清晨第 1 次的，因为这时的尿液比较浓，含激素量多，检验结果也比较准确。所以，早晨去医院检查前，建议不要排尿。如果在家中取尿送检，也可以用干净的一次性杯子或保鲜袋留取尿液送检。

3 准爸爸要陪同

确定怀孕的妇科检查可能是很多孕妈妈的第 1 次产前检查，医生会做阴道分泌物检查，很多人会有恐惧或是难为情的心理。准爸爸陪妻子一起去医院检查，可以让妻子从心理上得到更多支持和鼓励。

听专家说产检报告单

孕1月，胎宝宝已经悄悄住进了孕妈妈的子宫里，如果孕妈妈出现一些早孕症状，可及早去医院检查，确认是否怀孕。准爸爸快来看看妻子的产检报告单，一旦确认怀孕了，你就是准爸爸啦。

看懂尿检报告单

尿液检查，也就是平常的验孕检查，尿液中HCG（人绒毛膜促性腺激素）水平达到10mIU/ml，就可能检测出来。一天中晨尿的HCG水平最高，可接近血清的水平，因此尿HCG检测以晨尿为佳，准确率较高。尿检化验单上用阴性(−)和阳性(+)来表示，一般在同房后7~10天进行检测，如果已经怀孕，检测试纸会出现阳性反应，检查报告单上会显示"+"的符号，提示已经怀孕。不过，有些女性由于尿液中HCG水平较低，检验结果可能呈现弱阳性(+/−)反应。宫外孕、不完全流产、葡萄胎等也可出现阳性反应。尿液检查的结果可作为参考，必要时需要进行血液检查来确认是否怀孕。

看懂血检报告单

有些女性孕初期HCG比较低，用试纸测出的线条颜色比较浅，无法判断是否怀孕。这种情况下可以去医院验血检查，通过血HCG和孕酮数值来判断是否怀孕。通常来说，采用验血的方法是较准确的。未怀孕的女性，血液中HCG<5mIU/ml，在怀孕最初3个月，HCG水平每1.7~2天约升高1倍，孕酮在孕期也会明显增高。

HCG——胎盘滋养层细胞分泌的一种糖蛋白

HCG是由胎盘的滋养层细胞分泌的一种糖蛋白，是由 α 和 β 二聚体的糖蛋白组成的。完整的HCG主要是由妊娠滋养细胞产生。

检验项目	英文	测定结果	单位	参考范围
孕酮	PROG	28.53	ng/ml	卵泡期 0.20-1.50 排卵期 0.80-3.00 黄体期 1.70-27.00 绝经期 0.10-0.80 孕　期 明显增高
人绒毛膜促性腺激素	HCG	87900	mIU/ml	0.00-6.00

本月生活细节注意事项

本月，胎宝宝刚刚入住孕妈妈子宫内，大部分孕妈妈可能还不知道这个好消息，所以要随时做好准备。不过，意外怀孕也不要太过担心，从现在开始，多了解一些生活细节，开始改变吧。

算对排卵日，掌握"好孕"时期

大多数女性每月只排出 1 颗卵子，卵子的存活时间很短，只有 24~48 小时，期间遇到精子，才能受精。而且卵子排出后 15~18 小时内受精效果最好。所以提高受孕概率，一定要算好排卵期。

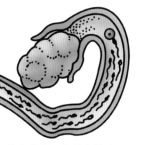

排出的卵子会游向输卵管，等待与精子相遇，形成受精卵。

用排卵试纸

排卵试纸是通过检测黄体生成激素的峰值水平，来预知是否排卵，必须持续每天测试。当试纸出现两条有色条带且颜色等于或深于对照线的显色，表示将在未来 24~48 小时内排卵。

算排卵日

月经周期规律的女性，从下次月经第 1 天起算，倒数 14±2 天就是排卵期。

月经周期不规律的女性需要借助排卵试纸监测排卵。

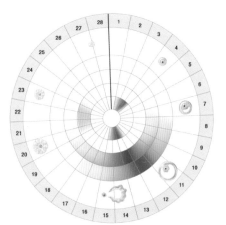

月经规律的女性大约会在月经后第 14 天排卵。

准爸爸要做的事

本月你的宝宝会悄然到来。在宝宝到来前，准爸爸要调节好自己与妻子的状态，做好迎接他的准备；当妻子身上出现各种不适时，准爸爸要在第一时间了解。

开始戒烟
准爸爸经常在孕妈妈面前抽烟，烟雾中的有毒物质会影响胎宝宝的正常发育，容易导致流产、低体重儿等。

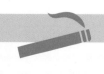

为孕妈妈准备平底鞋
孕妈妈穿高跟鞋走路、站立时，腹部需要用力，容易造成流产。准爸爸可以为孕妈妈提前准备一双平底鞋。

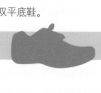

陪孕妈妈去散步
适宜的运动能帮助男性提高精子的质量，帮助女性调节体内激素平衡，让受孕变得轻松起来。

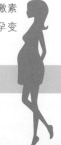

医学上将排卵日的前 5 天和后 4 天，连同排卵日在内共 10 天称为排卵期，排卵期是受孕的好时机。

观察白带

接近排卵期时，阴道分泌物增多，像鸡蛋清一样清亮滑润而有弹性，用手指尖触摸能拉出很长的丝，且不易拉断。这样的白带一般会持续 3~5 天，表示马上要排卵了，最后一天的前后 48 小时之内就是排卵日。

测基础体温

女性的体温在月经期和月经后的一个星期会保持相对的低温，称之为低温期 (36.5℃以下)，然后逐渐过渡到高温期 (36.5~36.8℃)，再返回低温期，迎来下次月经。体温上升前后的 2~3 天为排卵期范围。

排卵期，女性会有这些感受

* **白带变化** 排卵期间白带会变成鸡蛋清状的稀薄液体，且拉丝性高，女性会感觉私处滑润。这种状态一般持续两三天，是女性最易受孕的时间。

* **抵抗力下降** 在排卵期，女性的鼻腔黏液也会减少，这就增加了细菌侵入人体的机会。

* **排卵期出血** 为排卵后症状，通常持续两三天，出血量不多，有时仅表现为白带略带红色。

* **体温上升** 排卵前的基础体温较低，排卵后体温略有升高，一般两者温差可达 0.5℃左右。

* **一侧下腹微痛** 有些女性在排卵期会感到肛门有轻度坠胀感，同时也会感觉一侧下腹微痛。

计算预产期
可以根据末次月经日期来估算宝宝的预产期。方法为：月份 = 末次月经月份 +9（或 -3）；日期 = 末次月经日期 +7。

均衡营养
饮食调理最重要的是做到平衡膳食，从而保证摄入均衡适量的营养素，因为营养素是胎宝宝生长发育的物质基础。

留意怀孕征兆
如果发现妻子出现停经、乳房莫名增大、乳晕颜色加深、精神疲乏等现象，准爸爸应该考虑妻子是否怀孕了。

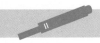

提前做好大宝的工作
打算生二胎的夫妻，一定要先做好大宝的思想工作，安抚大宝的情绪。

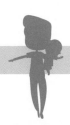

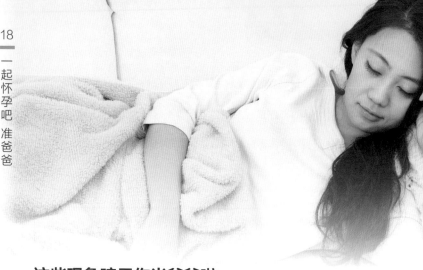

这些现象暗示你当爸爸啦

怀孕了，孕妈妈的身体会出现各种征兆，准爸爸要留心孕妈妈身体发出的各种怀孕信号，第一时间了解并掌握怀孕的信息。

出现这些征兆，你的妻子怀孕啦

停经：怀孕的第一信号是月经停止来潮。如果你的妻子平时月经规律，一旦月经推迟 10 天以上，就有可能是怀孕了。

恶心、呕吐：恶心、呕吐是大多数孕妈妈都会有的经历。孕早期的恶心、呕吐，可能会发生在一天中的任何时间。

乳房胀痛：女性乳房发胀，好像变大了，有点刺痛的感觉，乳头颜色也会变深。

区别感冒：孕早期的反应和感冒相比有差别，可以区分出来。怀孕后的第一症状是停经，而感冒通常都不会影响月经的来潮。

疲倦：孕妈妈在孕早期会突然感到疲倦。怀孕会让全身产生变化，所以，孕妈妈会感觉乏力等。

验孕的几种方法

方法	原理	如何做
验尿	受精卵进入子宫后，体内就开始产生有利于维持妊娠的 HCG，这种激素在受孕成功 10 天左右即可查出来	可自己购买早孕试纸或验孕棒，按照使用方法自行检测；也可去医院尿检，一般医院都可以做这项检查
B 超检查	B 超是诊断早孕比较可靠的方法，最早在孕 5 周，可通过 B 超看到子宫内有妊娠囊	去医院做这项检查
验血	这是较迅速、较准确的验孕方法，一般在卵子受精后 7 日即可在血清中检测出 HCG，一般是采静脉血	去医院做此项检查

如何在家验孕

许多准爸爸都非常关心小宝贝什么时候降临，想第一时间知道这个好消息。自备早孕试纸或者验孕棒在家自测是否怀孕，这的确是不错的办法，既简单又有效。只要选用正规品牌的早孕试纸或验孕棒，再配合正确、科学的操作方法，在家验孕的准确率几乎可以达到99%。准爸爸快来学习吧。

同房后多久能确认怀孕

如果是采用尿液检测，同房后10天就可以用早孕试纸测试是否怀孕，也可以到医院通过抽血检查HCG含量。如果是B超检查，一般同房后20~35天就可以检查出是否怀孕。

早孕试纸的使用方法

①打开包装，手持试纸条上端，不要触摸实验区。

②取1杯尿液。

③将试纸带有箭头标志的一端浸入尿杯（尿样不要超过MAX线），约3秒钟后取出平放，1~5分钟即可观察结果，10分钟后结果无效。

④在反应区内出现一条红线为"阴性"，表示未怀孕；出现两条红线则为"阳性"，表示已经怀孕。

特别提醒

* 早孕试纸或验孕棒应到正规药店去购买，并注意生产日期。
* 在验孕前仔细阅读说明书，谨慎操作。
* 测试用的尿液要收集清晨第1次的，因为这时的尿液比较浓，含激素量较多，能保证测验结果更准确。
* 如果早孕试纸显示一深一浅两条线，就表示体内的HCG含量比较低，测试结果为弱阳性。这可能是受怀孕或测试时间、试纸的灵敏度乃至其他因素影响，这时最好去医院做个详细检查，确定是否真的怀孕了。

验孕棒的使用方法

①打开包装，取出验孕棒。

②捏紧验孕棒手柄一端。

③用吸管吸几滴尿液，滴到吸尿孔处。

④在观察窗中的"C""T"位置，如果出现两条紫红色线，表明已怀孕；如果只出现一条线，表明未怀孕。

如何看验孕棒结果

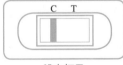

没有怀孕

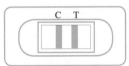

已经怀孕

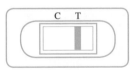

无效

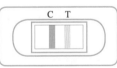

有怀孕的可能

千万别乱用药了

孕妈妈和正常人一样，有可能会患这样或那样的疾病，需要用药的时候该怎么办呢？这时候，准爸爸就要先了解一些孕期的用药安全知识，谨慎处理孕妈妈用药的情况，为孕妈妈和胎宝宝保驾护航。

不同孕周药物对胎儿致畸影响对照表

时间	安全度	致畸程度	是否继续妊娠
孕3周以内	安全	服药一般不必为致畸担忧	若无任何流产征兆，一般表示药物未对胚胎造成影响，可以继续妊娠
孕3~8周	高度敏感	胚胎对药物的影响最为敏感，有些药物可产生致畸作用，但不一定会引起自然流产	此时应根据药物毒副作用的大小及有关症状加以判断，若出现与此有关的阴道出血，不宜盲目保胎
孕8周至孕4~5个月	中度敏感	致畸程度难以预测，但多数不会引起自然流产	应根据药物的毒副作用大小等因素全面考虑，权衡利弊后再作决定
孕5个月以后	低度敏感	一般不会出现明显畸形，但可出现程度不一的发育异常或局限性损害	如果感冒了，要弄清患的是普通感冒还是病毒性感冒。普通感冒宜采用物理疗法，如多喝白开水，保持睡眠充足，多吃水果和绿色蔬菜，注意保暖；如果是流行性感冒，并伴随发热等症状，应去医院检查，在医生的指导下根据情况做一些特殊处理，以免胎宝宝受影响

计算妻子的预产期

一旦确认妻子已怀孕，准爸爸的下一个问题会是："我的宝宝什么时候出生？"宝宝的预产期是什么时候，这个问题很简单，通过下列方法就可以推算出来。

最后一次月经计算法

宝宝出生的预产期是从末次月经第一天算起，共280天（40周）。这个日期是否准确，要看你的妻子月经周期是否遵守28天一个周期的规律。如果月经周期较短或较长，那么她的分娩日期就可能提前或者推后。正常情况下，大多数胎宝宝都会在预产期前或后一周内出生。

受精日计算法

如果已经知道受精日，在这天基础上加266天即为预产期。

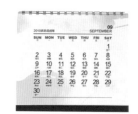

超声波检测法

对末次月经开始日不确定，可以通过超声波检测，观察胎儿大小，以及胎儿头臀长，推算出怀孕周数与预产期。除了以上方法之外，还可以根据子宫底的高度测定怀孕周数。

预产期表

第1行为末次月经的月份和日期；第2行对应的即为预产期的月份和日期。例如，末次月经第1天为2月20日，则宝宝预产期是11月27日。

1月	1	2	3	4	5	6	7	8	9	10	11	12	13	14	15	16	17	18	19	20	21	22	23	24	25	26	27	28	29	30	31
10月	8	9	10	11	12	13	14	15	16	17	18	19	20	21	22	23	24	25	26	27	28	29	30	31	1	2	3	4	5	6	7

2月	1	2	3	4	5	6	7	8	9	10	11	12	13	14	15	16	17	18	19	20	21	22	23	24	25	26	27	28
11月	8	9	10	11	12	13	14	15	16	17	18	19	20	21	22	23	24	25	26	27	28	29	30	1	2	3	4	5

3月	1	2	3	4	5	6	7	8	9	10	11	12	13	14	15	16	17	18	19	20	21	22	23	24	25	26	27	28	29	30	31
12月	6	7	8	9	10	11	12	13	14	15	16	17	18	19	20	21	22	23	24	25	26	27	28	29	30	31	1	2	3	4	5

4月	1	2	3	4	5	6	7	8	9	10	11	12	13	14	15	16	17	18	19	20	21	22	23	24	25	26	27	28	29	30
1月	6	7	8	9	10	11	12	13	14	15	16	17	18	19	20	21	22	23	24	25	26	27	28	29	30	31	1	2	3	4

5月	1	2	3	4	5	6	7	8	9	10	11	12	13	14	15	16	17	18	19	20	21	22	23	24	25	26	27	28	29	30	31
2月	5	6	7	8	9	10	11	12	13	14	15	16	17	18	19	20	21	22	23	24	25	26	27	28	1	2	3	4	5	6	7

6月	1	2	3	4	5	6	7	8	9	10	11	12	13	14	15	16	17	18	19	20	21	22	23	24	25	26	27	28	29	30
3月	8	9	10	11	12	13	14	15	16	17	18	19	20	21	22	23	24	25	26	27	28	29	30	31	1	2	3	4	5	6

7月	1	2	3	4	5	6	7	8	9	10	11	12	13	14	15	16	17	18	19	20	21	22	23	24	25	26	27	28	29	30	31
4月	7	8	9	10	11	12	13	14	15	16	17	18	19	20	21	22	23	24	25	26	27	28	29	30	1	2	3	4	5	6	7

8月	1	2	3	4	5	6	7	8	9	10	11	12	13	14	15	16	17	18	19	20	21	22	23	24	25	26	27	28	29	30	31
5月	8	9	10	11	12	13	14	15	16	17	18	19	20	21	22	23	24	25	26	27	28	29	30	31	1	2	3	4	5	6	7

9月	1	2	3	4	5	6	7	8	9	10	11	12	13	14	15	16	17	18	19	20	21	22	23	24	25	26	27	28	29	30
6月	8	9	10	11	12	13	14	15	16	17	18	19	20	21	22	23	24	25	26	27	28	29	30	1	2	3	4	5	6	7

10月	1	2	3	4	5	6	7	8	9	10	11	12	13	14	15	16	17	18	19	20	21	22	23	24	25	26	27	28	29	30	31
7月	8	9	10	11	12	13	14	15	16	17	18	19	20	21	22	23	24	25	26	27	28	29	30	31	1	2	3	4	5	6	7

11月	1	2	3	4	5	6	7	8	9	10	11	12	13	14	15	16	17	18	19	20	21	22	23	24	25	26	27	28	29	30
8月	8	9	10	11	12	13	14	15	16	17	18	19	20	21	22	23	24	25	26	27	28	29	30	31	1	2	3	4	5	6

12月	1	2	3	4	5	6	7	8	9	10	11	12	13	14	15	16	17	18	19	20	21	22	23	24	25	26	27	28	29	30	31
9月	7	8	9	10	11	12	13	14	15	16	17	18	19	20	21	22	23	24	25	26	27	28	29	30	1	2	3	4	5	6	7

可能需要暂时远离小动物

你们饲养小动物了吗？如果有，无论它多么可爱，妻子怀孕前都该考虑为它另觅"人家"了。虽然它为你的二人世界增色不少，但你们和它嬉戏的时候，很有可能会感染上一种叫作弓形虫的寄生虫。

可怕的弓形虫

小动物虽然可爱、讨人喜欢，但它们的身上会寄生一种叫作"弓形虫"的寄生虫。弓形虫是我们肉眼所看不到的，一旦感染上，就会引起弓形虫病。

弓形虫病是一种人和动物都可能感染的疾病。这种疾病对正常人而言一般没有太大危害，80%没有症状，20%的人会出现症状，一般会自愈。但是，对于孕妇而言就会非常危险，孕妇一旦感染，弓形虫就会通过胎盘感染给胎儿，直接影响胎儿发育，致畸严重，这已经成为人类先天性感染中最严重的疾病之一。尤其是在怀孕前3个月，一旦被弓形虫感染，胎儿可能受到严重损害，出现流产、死胎或新生儿疾病。

传播途径

大家都喜欢的猫猫狗狗，就是弓形虫常见的携带体，其中又以猫最为突出。研究表明，一只猫的粪便中每天可以排泄数以万计的弓形虫卵囊。在与猫密切接触的过程中，就不可避免地会接触到这些弓形虫卵囊，被病毒感染的概率就会非常高；并且，接触了猫的唾液或者饮用了受污染的水、食用受污染的食物，都有被感染的风险。因此，建议宠物一定要做好体检、疫苗接种等工作。如果无法确保宠物的健康，有被感染的风险，还是建议在孕期，尤其是孕早期避免跟宠物频繁接触。

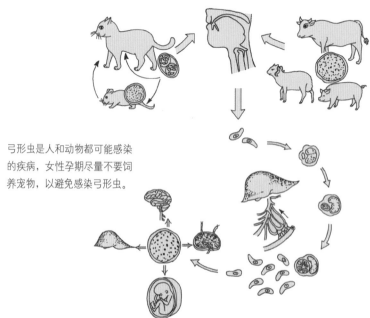

弓形虫是人和动物都可能感染的疾病，女性孕期尽量不要饲养宠物，以避免感染弓形虫。

怀孕了，还需要补叶酸吗

叶酸是细胞增殖、组织生长与机体发育不可缺少的微量营养素。

有不少女性孕前并没有吃叶酸就已经怀孕了，而胎宝宝神经管分化发生在受精后 2~4 周及孕 4~6 周，医生也建议在怀孕前后 3 个月服用叶酸，可以起到一定的预防作用。通常，孕妈妈通过每日吃叶酸补充剂或者含叶酸的复合维生素的方式来补充叶酸，补充叶酸量为每日 0.4~0.8 毫克。

叶酸别乱补，过量有害

一般认为，无叶酸缺乏症的孕妇，每日服用叶酸的剂量 0.4~0.8 毫克。如果孕妈妈有叶酸缺乏所致的贫血症状，则可以在医生的指导下服用叶酸补充剂。如果过量补充叶酸，会阻碍孕妈妈体内锌的吸收，也会影响胎宝宝发育。不小心过量服用了叶酸补充剂，怎么办呢？孕妈妈也不要太惊慌。目前认为，长时间大量补充叶酸，可能干扰锌的吸收，没有证据表明对胎宝宝造成损害，不需要过于紧张。可向医生说明情况，控制叶酸摄入量，并按时产检。

日常饮食这样补叶酸

叶酸在新鲜的水果、蔬菜中含量丰富。平时多吃一些新鲜的蔬菜、水果，尤其是深绿色的蔬菜，也能起到补充叶酸的作用。孕妈妈保证每天摄入 500 克以上新鲜蔬菜，尤其是 300 克以上的深绿色蔬菜，将大大降低叶酸缺乏的情况发生。叶酸是水溶性维生素，稳定性差，通常蔬菜贮藏时间过长，叶酸会流失，因此补充叶酸要多吃新鲜蔬菜，最好随吃随买，不要吃久置的蔬菜。烹饪方法尽量采用凉拌或大火快炒的方式，煲汤等长时间的烹饪方法会使食物中的叶酸损失 50%~95%。

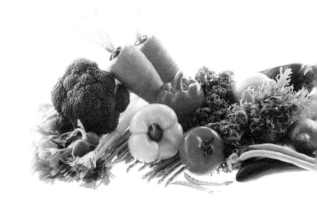

这些食物富含叶酸

* 蔬菜：莴笋、菠菜、番茄、胡萝卜、龙须菜、花菜、油菜、小白菜、扁豆、豆荚、蘑菇等。

* 水果：橘子、草莓、樱桃、香蕉、柠檬、桃子、李子、杏、杨梅、酸枣、石榴、葡萄、猕猴桃、梨等。

* 动物食品：动物的肝脏、肾脏，禽肉及蛋类，如猪肝、鸡肉、牛肉、羊肉、鸡蛋等。

* 谷物类：大麦、米糠、小麦胚芽、糙米等。

* 豆类：豆腐等豆制品。

* 坚果：核桃、腰果、栗子、杏仁、松子等。

准爸爸营养小厨房

考验准爸爸的时刻到了！你的妻子喜欢吃什么？怎么吃营养才均衡？每个月重点补充哪些营养素……身为一个好丈夫、好爸爸，需要多了解孕妈妈的饮食喜好！

本月重点营养素

在孕早期，胎宝宝的器官发育特别快，非常需要蛋白质、维生素、矿物质、碳水化合物等营养素。

蛋白质：优质、足量的蛋白质可保证胎宝宝正常发育，所以孕1月，孕妈妈应选用容易消化、吸收的蛋白质类食物，如肉类、乳类、蛋类、鱼类、豆制品等。

矿物质：钙是胎宝宝骨骼和牙齿发育所必需的，锌有利于胎宝宝的脑部发育，铁可预防孕妈妈贫血。孕妈妈应多吃富含矿物质的食物，如肉类、豆类、蛋类等。

维生素：维生素对保证早期胚胎器官的形成和发育有重要作用，孕妈妈需特别注意多吃一些富含叶酸、维生素C、B族维生素的食物。富含叶酸的食物有动物内脏、蔬菜等；富含维生素C的食物有猕猴桃、西红柿等；鱼类、肉类及坚果中富含B族维生素。

碳水化合物：怀孕后孕妈妈需要消耗更多的碳水化合物。孕期多摄入含丰富碳水化合物的食物有利于孕妈妈的身体健康，保证胎宝宝的智力发育。富含碳水化合物的食物有大米、玉米、小麦、薯类、豆类、水果、蔬菜等。

准爸爸需要做些啥

✔ 提醒孕妈妈补充叶酸。叶酸是胎宝宝神经发育的关键营养素，而孕1~3月正是胎宝宝中枢神经系统生长发育的关键期，准爸爸应提醒孕妈妈继续补充叶酸直到孕3月。

✔ 保证孕妈妈吃上早餐。孕妈妈不吃早餐，不利于胎宝宝的生长发育，所以孕妈妈一定要吃早餐，而且还要吃好。准爸爸一定要保证让孕妈妈每天都吃上可口的早餐。

✔ 监督孕妈妈戒掉油条。油条中的明矾含有铝，会影响孕妈妈和胎宝宝的健康。喜欢吃油条的孕妈妈从现在开始就要改掉早餐吃油条的习惯，整个孕期最好都不要吃，准爸爸要监督孕妈妈。

一周饮食安排

根据中国营养学会发布的《中国备孕妇女平衡膳食宝塔》和《中国孕期妇女平衡膳食宝塔》，孕1月除了要补充叶酸外，还需要注意铁及碘的补充。除了患缺铁性贫血和碘缺乏症的女性，需要在医生指导下服用铁补充剂和碘补充剂外，孕妈妈不要单独补充铁剂和碘剂，最好采用食补方式。

星期	早餐	午餐	晚餐	加餐
一	花卷 煮鸡蛋 牛奶 蔬菜沙拉	五谷饭 清炒油麦菜 甜椒牛肉丝	蒸红薯 芹菜炒香干 海带排骨汤 凉拌西红柿	酸奶 苹果
二	杂粮粥 咸鸭蛋 凉拌莴笋 香蕉	蔬菜面 素炒西蓝花 香煎带鱼	全麦馒头 蘑菇干贝汤 凉拌菠菜	牛奶 蓝莓
三	牛肉馄饨 凉拌芹菜花生 苹果	南瓜牛腩饭 (P26) 香菇油菜 葱爆羊肉	燕麦南瓜粥 (P26) 水煮青菜 蒸扇贝	圣女果 蛋糕
四	牛奶麦片 煮鸡蛋 香蕉	全麦馒头 鱿鱼炒茼蒿 (P26) 蔬菜沙拉 山药排骨汤	鸭血粉丝汤 凉拌海带丝 蚝油生菜	橘子 粗粮饼干
五	切片面包 乳酪 牛奶 蓝莓	芸豆紫米饭 西红柿牛腩 清炒西蓝花 香椿苗拌豆腐丝	清汤面 胡萝卜炒蛋 素炒蘑菇	紫薯 酸奶
六	煎馒头片 豆浆 荷塘小炒 橙子	什锦米粉 清炒荷兰豆 三杯鸡	豆包 牛肉萝卜汤 素炒茼蒿	鸡蛋 大枣
日	蒸饺 紫菜蛋花汤 凉拌金针菇	米饭 板栗烧仔鸡 (P27) 熘肝尖 黄瓜老鸭汤	豆腐馅饼 (P27) 海带豆腐汤 炝炒土豆丝 炒丝瓜	核桃仁 葡萄姜蜜茶 (P27)

本月营养食谱推荐

南瓜牛腩饭

原料：牛肉 100 克，熟米饭 1 碗，南瓜 100 克，胡萝卜 1/2 根，高汤、葱末、盐各适量。

做法：① 牛肉洗净切丁；南瓜、胡萝卜分别洗净、切丁。② 将牛肉丁放入锅中，加高汤煮至八成熟，加入南瓜丁、胡萝卜丁、葱末、盐，煮至全部熟软，浇在熟米饭上即可食用。

营养功效：此菜富含叶酸，且清淡可口，牛肉香中混合着南瓜淡淡的甜香，非常适合孕妈妈食用。

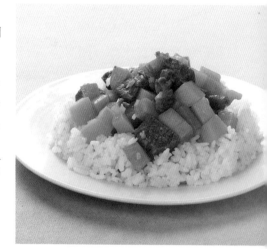

燕麦南瓜粥

原料：燕麦、大米各 50 克，南瓜 100 克，葱末、盐各适量。

做法：① 南瓜洗净削皮，切成小块；大米洗净，浸泡半小时。② 大米加水适量，大火煮沸后换小火煮 20 分钟；然后放入南瓜块、燕麦，继续用小火煮 10 分钟；关火后，加入盐、葱末调味。

营养功效：燕麦含锌量高，同时还含有丰富的碳水化合物，能为孕妈妈提供充足的营养和热量。

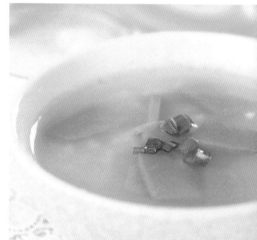

鱿鱼炒茼蒿

原料：鲜鱿鱼 2 条，茼蒿 3 棵，葱花、姜丝、盐、香油、料酒各适量。

做法：① 鱿鱼去头，洗净切丝，余水捞出；茼蒿择洗干净切段。② 锅中放油加热，放入葱花、姜丝爆炒，再放入茼蒿煸炒至变软，加入鱿鱼丝、盐、料酒，稍加翻炒，淋上香油。

营养功效：此菜既含蛋白质又富含叶酸，能为孕妈妈提供充足的营养。

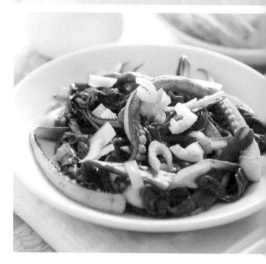

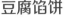

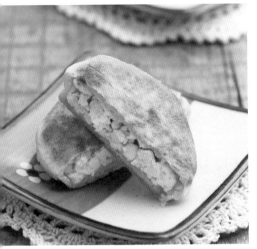

豆腐馅饼

原料:豆腐200克,面粉200克,白菜100克,姜末、葱末、盐各适量。

做法:① 豆腐抓碎;白菜切碎,挤出水分;豆腐碎、白菜碎加入姜末、葱末、盐调成馅。② 面粉加水揉成面团,分成10等份,每份擀成面皮;菜分成10份,包成馅饼。③ 将平底锅烧热放入适量油,将馅饼煎成两面金黄即可。

营养功效:豆腐含丰富的植物蛋白,能有效地为孕妈妈提供营养。

葡萄姜蜜茶

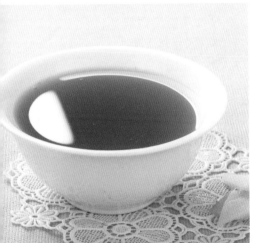

原料:葡萄15粒,生姜汁100克,蜂蜜适量。

做法:① 将葡萄洗净,去皮去籽,榨成汁。② 与生姜汁、蜂蜜一起搅拌均匀即可。

营养功效:葡萄富含叶酸,生姜能改善食欲。这款饮品既美味又营养,能带给孕妈妈舒适的感觉。

板栗烧仔鸡

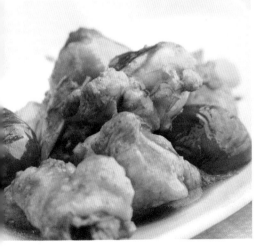

原料:板栗6粒,仔鸡1/2只,高汤、酱油、盐、料酒、白糖、蒜瓣各适量。

做法:① 板栗用刀开一小口,放入锅中加适量清水,大火煮10分钟,捞出后剥去外壳。② 仔鸡洗净,切块,放酱油、白糖、盐、料酒腌制10分钟。③ 将板栗、仔鸡放入锅中,加入高汤,调入酱油、料酒、白糖,焖烧至板栗、鸡肉熟烂,再调至大火,加入蒜瓣,继续焖5分钟即可。

营养功效:此菜具有补脾健胃、补肾强筋等功效,可令孕妈妈消除压力。

准爸爸的胎教时光

现在，胎宝宝虽然还很微小，但是准爸爸可以开始准备给胎宝宝进行胎教了。其实，胎教是自由的，不必拘于形式。胎教是通过外界的刺激，促使胎宝宝接受更多的优良信息，让他发育得更好、更聪明、更健康。

准爸爸也可以做一些手工，作为胎教素材，和孕妈妈一起将手工作品介绍给胎宝宝。

情绪胎教：散文《家》

我独自在横跨过田地的路上走着，夕阳像一个守财奴似的，正藏起它的最后的金子。

白昼更加深沉地投入黑暗之中，那已经收割了的孤寂的田地，默默地躺在那里。

天空里突然升起了一个男孩子的尖锐的歌声，他穿过看不见的黑暗，留下他的歌声的辙痕跨过黄昏的静谧。

他的乡村的家坐落在荒凉的土地的边上，在甘蔗田的后面，躲藏在香蕉树、瘦长的槟榔树、椰子树和深绿色的贾克果树的阴影里。

我在星光下独自走着的路上停留了一会儿，我看见黑沉沉的大地展开在我的面前，用她的手臂拥抱着无数的家庭。在那些家庭里，有着摇篮和床铺，母亲们的心和夜晚的灯，还有年轻的生命，他们满心欢乐，却浑然不知这样的欢乐对于世界的价值。

——泰戈尔（印度）

语言胎教：童谣《小蝌蚪》

小蝌蚪，直摇头，
要找妈妈真发愁！
两条腿，大脑袋，
多个尾巴我是谁？
别着急，别流泪，
尾巴慢慢变没了！
长出细细四条腿，
大大眼睛绿衣服。
原来我是小青蛙！
呱呱呱！呱呱呱！
找到妈妈笑哈哈。

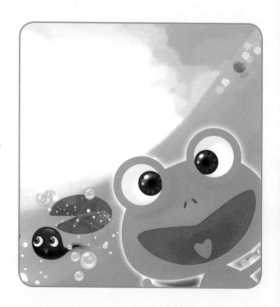

音乐胎教：《少女的祈祷》

《少女的祈祷》由波兰女钢琴家巴达捷夫斯卡创作于 1856 年，是一首举世皆知的钢琴曲。这首钢琴曲是基于一个美丽的主题，然后用变奏曲式写成的。它不仅曲调优美动人，还带有一种虔诚和质朴的情感，真实地表现了一位天使般纯洁的少女的美好心愿，令众多钢琴爱好者喜爱和着迷。

孕妈妈在晨起的时候，可以听听这首曲子，重温自己少女时代的美好年华。在优美的乐曲中，孕妈妈可以温柔地对胎宝宝说："宝宝，咱们该起床了，今天妈妈会很忙哦，你要乖乖的。"

这首曲子结构简单、编曲朴素、欢快轻盈，充分表现出一位少女的心境，充满了梦幻和遐想，洋溢着青春和幸福的愿望。乐曲就像绝美、娇嫩的花朵，发出幽幽淡淡的清香，带给孕妈妈和胎宝宝亲切、温馨、甜美的感受。

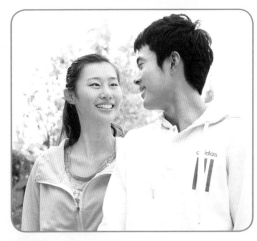

运动胎教：散步

散步是孕早期比较适宜的运动。散步有利于呼吸新鲜空气，促进血液循环，增强新陈代谢，加强肌肉运动，为自然分娩打下良好基础。所以孕妈妈要坚持有规律地进行散步运动。

要注意的是，散步时最好有准爸爸的陪同，还要避开上下班高峰期，以免空气污浊；尽量选择公园、郊外等有树林、草地的地方。如果是孕早期还在职场打拼的孕妈妈，也可以利用中午休息的时间在单位附近散散步。

孕妈准爸一起做拓展胎教：

准爸爸带着孕妈妈和胎宝宝来欣赏一下古人对夏天的描述，除了感受诗中美丽的意境外，准爸爸还要为孕妈妈和胎宝宝轻声朗读。精练的诗句和诗人丰富的情感，可以让胎宝宝充分获得美的享受。

约客

〔宋〕赵师秀

黄梅时节家家雨，
青草池塘处处蛙。
有约不来过夜半，
闲敲棋子落灯花。

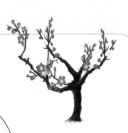

黄梅时节，江南细雨淅淅沥沥，下个不停，润及千家万户。此诗展现的是南国一片迷蒙的景象，有声有色。

胎宝宝逐渐开始有模有样

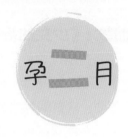

别看孕妈妈的肚子外观还没有什么变化，但是你的宝贝正铆足劲儿发育着。这个时候你的胎宝宝依然被称为"胚胎"。他一在子宫内着床，就开始分泌化学物质，通知妈妈："我来啦！请让子宫和乳房为我做好准备！"

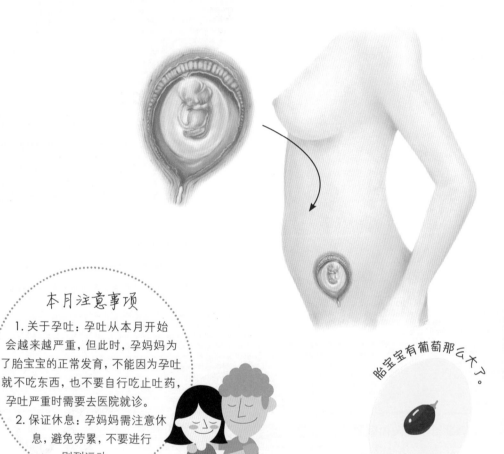

胎宝宝有葡萄那么大。

本月注意事项

1. 关于孕吐：孕吐从本月开始会越来越严重，但此时，孕妈妈为了胎宝宝的正常发育，不能因为孕吐就不吃东西，也不要自行吃止吐药，孕吐严重时需要去医院就诊。

2. 保证休息：孕妈妈需注意休息，避免劳累，不要进行剧烈运动。

孕妈妈的身体变化

孕妈妈最大的变化是月经停止了，子宫变得跟鹅蛋一样大小，阴道分泌物增多，乳房明显增大。多数孕妈妈开始"害喜"了。由于身体激素的原因，孕妈妈会感觉小便次数增加。

孕妈妈的情绪变化

孕吐可能导致孕妈妈心情沮丧，并对未来的孕期生活感到担忧。别担心，孕期情绪有波动是正常的，要告诉自己放轻松。

你的宝宝长这样

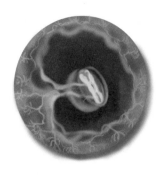

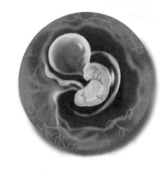

孕 5 周 胚胎细胞迅速分化并纵向展开

本周子宫内的胚胎细胞迅速分化并纵向展开，约 1.25 毫米长。

胚胎开始分出头部和尾部，并出现了将来发育成大脑和脊髓的最初线条，线条内有"小沟"形成；胚胎也分为外胚层、中胚层和内胚层。脊椎的前身脊索开始形成，心脏管道以及未来发育成宝宝头部、骨头和肌肉的第一对体节开始形成。

孕 6 周 面部开始发育

本周开始，未来宝宝面部开始发育，这个发育期将会一直持续到第 10 周。

这周胎儿眼睛、耳朵开始发育，出现了类似眼睛的结构；神经管和肺芽开始出现，又有 5 对体节形成；胸腔、腹腔继续发育，并开始出现肝脏、胰脏；腹腔中的胃、肠也开始发育；消化管道、血管系统都开始或正在形成；心脏继续发育，开始出现大动脉。

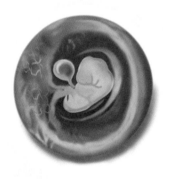

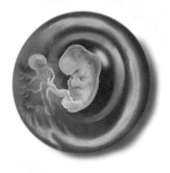

孕 7 周 大脑、身体发育

本周是胎儿的身体及头部发育的重要时期，大脑分化得更细，四肢出现，并在本周内长成小"短桨"。

胎儿的淋巴组织、舌头、鼻子和皮肤表层开始形成和发育；眼球、食道已经发育形成；最初的嘴唇也出现了，上下颌已经出现；生殖腺和乳腺组织也开始出现，但还没有表现出是卵巢还是睾丸；肾脏也已经形成，并即将投入工作。

孕 8 周 精细五官发育

本周胎儿的五官发育更加精细了，胎儿视网膜、下颌、面部肌肉开始形成；外耳、上嘴唇已经形成；下嘴唇发育开始，口腔内的上颚正在形成。大脑的垂体形成，小脑开始发育；四肢以及更精细的手板、脚板、手腕、肘部、手指都持续发育；呼吸系统的气管开始形成；心脏的肺动脉主干开始与大动脉主干分离；脾脏开始发育。

陪孕妈妈做产检

孕 2 月，孕妈妈还不用做正式的产检，但在孕 7 周左右，孕妈妈可以进行 B 超检查，确认怀孕状态。这时孕妈妈可能妊娠反应比较强烈，身体会很不舒服，准爸爸最好陪孕妈妈一起去产检。

本月产检项目

☐ 血压检查：随时监测孕妈妈的血压值。

☐ B 超检查：通过 B 超可计算出胎囊大小，根据胎宝宝头至臀部的长度值即可推算出怀孕周数及预产期，此外还能监测有无胎心搏动及卵黄囊等，及时发现胚胎发育的异常情况。

☐ 血色素及血细胞比容的检查：检查是否有贫血现象。

☐ 妇科产检：通过医生触摸观察子宫是否增大，是否变得柔软，宫颈是否异常，阴道黏膜是否充血并着色加深。

☐ 体重检查：随时监测体重增长情况。

☐ 尿常规：有助于肾脏疾患早期的诊断。

注：以上产检项目可作为孕妈妈产检参考，具体产检项目以医院及医生提供的建议为准。

关于产检准爸爸要知道的

去医院检查前，提前了解一下产检注意事项，会令孕妈妈省去不少麻烦，所以准爸爸提前看看产检需要了解什么吧。

1 本月 B 超要憋尿

孕 2 月之前做 B 超，需要孕妈妈憋尿，以便更好地看清子宫内的情况，过了孕 2 月，做 B 超就不需要憋尿了。在孕 3 月后做 B 超检查时，还要提前排空尿液。不过，当检查肾脏等器官时，仍需要事先憋尿。

2 建档要趁早

目前大多数医院都要求孕妈妈提前确定在哪里分娩，方便在医院建档，进行系统的产前检查。一般只要第一次检查结果符合要求，医院就会允许建档。关于建档的一些事项，准爸爸可以电话或网上咨询医院。

3 留取中段尿

女性的尿道口和阴道口比较近，如不注意的话，尿液往往会被白带污染，不能真实地反映尿液的情况，最好留取中段尿。此外，需要验血的检查，有些医院不是每天都能做，需要准爸爸提前咨询好，以免一次检查不完，还要抽时间再去检查。

听专家说产检报告单

孕2月，孕妈妈需要通过B超检查确认是否为宫内正常妊娠，这对早期发现异位妊娠等有重要作用。孕妈妈和准爸爸可能对检查结果不是很了解，一起来听专家解说产检报告单吧！

第1次B超报告单

孕7周左右，除了妇科常规检查之外，通过B超可以确认是否怀孕及是否宫内妊娠，妊娠是否正常。如果记不清末次月经时间，那么，B超检查也可判断怀孕时间。根据B超检查结果，可计算出胎囊大小、胎宝宝头臀的长度、有无胎心搏动及卵黄囊的情况，从而及时发现胚胎发育的异常情况。通过胎宝宝头臀的长度还可以判断怀孕周数及推测预产期。

B超单上的专业术语

胎囊（孕囊）：只在孕早期出现，位于子宫的宫底、前壁、后壁、上部或中部，形态圆形或椭圆形、清晰的为正常。伴有腹痛或阴道流血时，则有流产的征兆。一般停经35天左右，通过B超即可看到胎囊。

胎芽：孕2月做B超检查，可以看到胎芽为正常。如果胎囊大于3.5厘米而没有看到胎芽，为不正常，此时应结合血液检查来综合考虑。

胎心：孕2月，通过B超检测到胎心为正常。早期的胚胎时期，通过B超能够看到心管搏动，为正常，最早可在孕6~8周（自末次月经算起）出现。如孕10周还未检测到心管搏动，在排除了末次月经日期记录错误和经期间隔较长致孕周需调整外等特殊的情况下，可断定胚胎停止发育。这可能是胚胎自身质量不好，自然淘汰的结果。

子宫：通过医生触摸或B超检查，可看到子宫是否增大，是否变得柔软。

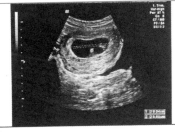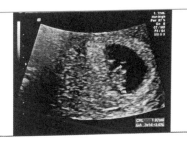

B超所见：

子宫前位，7.0厘米×9.0厘米×5.8厘米大小。宫腔内可见胎囊，3.5厘米×5.7厘米×1.6厘米大小。孕囊内可见胎芽，芽长1.0厘米，可见卵黄囊及心管搏动，胎心率161次/分；胎囊左侧可见条带状暗区，范围约3.2厘米×0.5厘米。子宫肌层回声尚均匀。

双附件区：双附件区未见明显异常回声。

本月生活细节注意事项

怀孕早期是一个非常特殊的时期，此时刚刚形成的胚胎对外界的很多刺激异常敏感，所以孕妈妈要小心，对孕前的一些习惯也需要做一些改变。准爸爸要随时提醒孕妈妈。

打造"自然美"妻子

如果家有爱美的孕妈妈，准爸爸可要多费一点心了。高跟鞋、紧身衣、紧身裤，这些是爱美女性的最爱，但是并不适合孕妈妈穿。为了胎宝宝的正常发育，准爸爸要劝妻子暂时脱下这些"美丽的装备"。

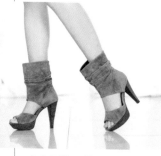

穿高跟鞋不利于下肢血液循环，而且孕早期穿高跟鞋易致流产。

紧身衣裤现在不适合孕妈妈

过紧的衣裤会对子宫及输卵管的四周产生压力，引起血液循环不畅。当脱去过紧的衣裤时，输卵管的压力会减弱，但子宫仍会保持一段时间的压力。长期如此，会导致子宫内膜异位症。所以准爸爸最好给孕妈妈准备一些宽松舒适的衣物，等孕妈妈生下了宝宝后，再把这些美丽的紧身衣裤还给她吧。

此时的孕妈妈也不宜穿过紧的内裤。由于女性的生理特点，穿过紧的内裤，容易使肛门、阴道分泌物中的病菌进入阴道或尿道，引起泌尿系统感染。

收起孕妈妈的细高跟鞋

许多女性喜欢穿高跟鞋，长期穿高跟鞋容易产生腰痛、脚痛等不适症状，而且可能会改变骨盆的形状，对胎宝宝产生不好的影响。当穿高跟鞋走路、站立时，腹部需要用力，怀孕初期胚胎着床还不稳，很容易造成流产。准爸爸要做的是为妻子准备一两双平底的布鞋，让妻子舒适地出行。

准爸爸要做的事

从这个月开始，有些敏感的孕妈妈会出现早孕反应。在这段特殊时期，准爸爸要多体谅、尊重孕妈妈，尽量让孕妈妈保持愉悦的心情，这样对胎宝宝的发育有利。

主动承担家务
现在，准爸爸应当承担大部分家务，并且按孕妈妈的喜好、生活习性来做。

给妻子准备水果
不时买一些酸甜可口的水果给孕妈妈，让孕妈妈在甜蜜的享受中缓解孕吐。

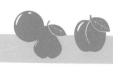

劝妻子卸下"美丽装备"
高跟鞋、紧身衣裤和美丽的妆容一直都是爱美女性的追求，但是它们可能会伤害到胎宝宝，准爸爸要劝服孕妈妈暂时卸下。

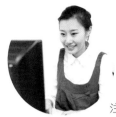

防辐射服要能满足对家电的防辐射。一般家用电器，如微波炉等的辐射，15dB 即可。

注：dB 值，一种防辐射的参数指标。

用不用穿防辐射服

现代办公多用电脑，很多准爸爸会担心孕妈妈受到过量辐射，使胎宝宝发育受到辐射影响。因此准爸爸在孕期，甚至孕前就为妻子准备好防辐射服了。

防辐射服的防辐射奥秘在于其含有金属纤维，金属纤维对日常生活中的电脑、手机等释放出的电磁波辐射有一定的阻挡作用，对近距离在电脑、复印机前工作的孕妈妈能起到一定的防护作用。选购防辐射服时还应考虑可洗涤性、透气性、穿着舒适性等因素，还要考虑防辐射服穿着的方便性。孕妈妈在怀孕期间，随着身体的变化，活动会比平时不方便，准爸爸应尽量为孕妈妈选择设计简单，可以打开从侧面穿着的款式。

孕妈妈要远离这些化妆品

* **美白霜** 很多具有美白作用的化妆品中都含铅。长期使用此类化妆品，铅透过皮肤进入体内，会对人体的消化道以及泌尿系统造成不可逆的伤害，选择要慎重。

* **口红** 口红中的羊毛脂成分会吸附空气中对人体有害的重金属微量元素，通过口腔进入体内，给孕妈妈和胎宝宝造成危害。

* **指甲油** 指甲油中有一种物质叫作酞酸酯，这种物质进入身体，不仅对健康有害，还会增加流产和畸形胎儿的可能。

* **染发剂** 染发剂中含有某些化学物质，对人体健康有害，还可能导致生殖细胞变异，孕妈妈最好不要染发。

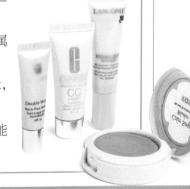

可给孕妈妈买防辐射服	预防流产	陪妻子适当运动	为胎宝宝唱童谣
陪孕妈妈去逛商场，为了安心，可以帮她挑一件漂亮称心的防辐射服。	准爸爸要提醒孕妈妈避免高强度或动作幅度较大的工作和剧烈运动，以免引起流产。	准爸爸应陪同妻子适当运动，一定要注重运动细节，提前了解安全注意事项，避免危险的发生。	为孕妈妈和胎宝宝唱一首你喜欢的童谣，幸福感会将你们一家三口浓浓地包围起来。

妻子孕吐时，你需要做些啥

孕吐是大部分孕妈妈都有的孕期反应，通常状况下是正常的生理反应。准爸爸在这两个月要多承担家务，主动下厨为孕妈妈烹饪可口的菜肴，每天为她准备一些能减轻孕吐的新鲜水果和蔬菜，让孕妈妈在孕期感到幸福。

准爸爸也会"害喜"，是真的吗

有部分准爸爸也会出现"害喜"，出现厌食、疲倦、牙痛、沮丧、失眠、急躁之类的症状，有如被孕妈妈的妊娠反应所传染。这一方面是因为和孕妈妈感同身受，另一方面是因为将要面临的家庭压力所致。准爸爸可以通过和孕妈妈一同参加孕期课程、共同了解孕产类知识来缓解紧张情绪，摆脱心理障碍。

如果周末有时间，可以带孕妈妈去郊外走一走。清新的空气、幽静的环境，会让心情大好。

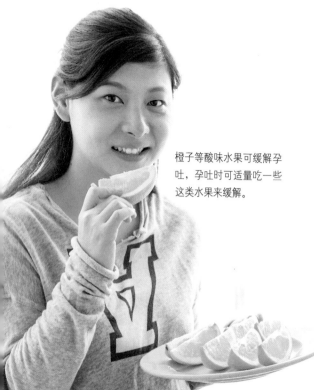

橙子等酸味水果可缓解孕吐，孕吐时可适量吃一些这类水果来缓解。

孕吐会影响胎宝宝发育吗

孕吐是孕妈妈身体保护腹中胎宝宝的一种本能。轻度到中度的恶心及呕吐，一般不会影响宝宝的健康。只要没有出现脱水或进食过少的情况，即使体重没增加，也无大碍。

孕吐啥时候结束

孕期呕吐症状一般会在妊娠 12 周左右自行消失。虽然孕吐暂时影响了营养的均衡吸收，但在孕早期胎宝宝的营养需求相对后期较少。因此，准爸爸不用担心妻子孕吐会影响胎宝宝的营养供给，严重孕吐时需及时就诊。

为孕妈妈准备一些健康止呕食物

孕吐严重的孕妈妈，可以随身携带些松子、腰果等坚果类零食，饿了就吃一点，不仅能补充营养，还可以缓解孕吐。此外，孕妈妈应警惕身体缺水，因为剧烈的呕吐容易引起体内的水和电解质代谢失衡，所以，要注意补充缺乏的元素，较多孕妈妈需补钾和钠。准爸爸可以为孕妈妈准备柠檬水和蜂蜜水，不仅能够止呕、补水，还能让孕妈妈更美丽。

不要嫌脏躲到一边

呕吐物看着确实不舒服，可是准爸爸千万不能抱怨，这样只会使孕妈妈更加心烦意乱。如果孕妈妈一大早起来，晨呕突然来袭，还没来得及去卫生间就吐了一地，那么，无论此时准爸爸多么睡眼蒙眬，都应该起床帮助妻子打扫卫生，千万别让身心疲乏的妻子独自清理这一切。

为她准备充分再出门

在乘车劳累或车内空气不流通时，胃部不适感会加重而引发孕吐，所以准爸爸可以事先多备些纸巾、塑料袋以及毛巾和漱口用品在孕妈妈的口袋或包里，以备不时之需。另外，外出时，准爸爸在孕妈妈的包里放一只鲜柠檬，方便她恶心时拿出来闻闻，能起到舒缓恶心感的作用。

孕吐严重，要带妻子去医院

如果妊娠反应严重，频繁恶心呕吐以致不能正常进食，则称为"妊娠剧吐"。这样很容易引起营养缺乏和脱水，准爸爸应及早陪孕妈妈去医院治疗，延误治疗不仅损害孕妈妈的健康，也不利于胎宝宝的生长发育。

60% 的孕妈妈会出现孕吐，起止时间为孕 6~12 周。

这样吃酸，止呕又健康

孕妈妈吃酸应讲究科学，尽量吃天然的、有营养的酸味食物，如水果、蔬菜等。人工制作的酸味食物，其中的维生素、蛋白质等多种营养会有所损失，不如水果、蔬菜中含量丰富。

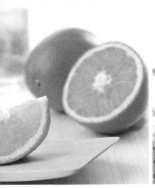

吃新鲜酸味蔬果
准爸爸可为孕妈妈准备一些既有酸味又营养丰富的新鲜蔬果，如番茄、樱桃、杨梅、石榴、橘子、酸枣、葡萄等。

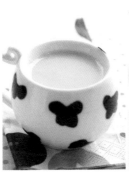

每天喝 1 杯酸奶
每天喝 1 杯酸奶，既能改善胃和肠道的不适，也可促进食欲，加强营养，有利于胎宝宝的生长。

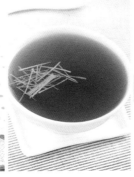

冲生姜汁或含生姜片
生姜可以缓解孕吐。孕妈妈孕吐时，不妨冲一些生姜汁饮用，或者口含 1 片生姜。

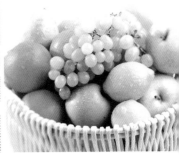

准备减轻孕吐的食品
准爸爸可为孕妈妈在包内放几种新鲜水果，或者早上起床后喝 1 小勺蜂蜜，都可缓解孕吐症状。

撑起保护伞，降低流产概率

孕 2 月还处于孕早期，胎宝宝在孕妈妈腹中还很不稳定，准爸爸要提醒孕妈妈小心自己的行动和生活细节，避免引起流产的危险性动作。若是孕妈妈不小心出现轻微腹痛、阴道出血等先兆流产症状，准爸爸要第一时间陪同一起到医院就诊。

阴道流血、腹痛——流产第一信号

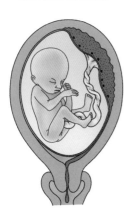

流产最主要的信号就是阴道出血和腹痛（主要是因为子宫收缩而引起腹痛），出血的颜色可为鲜红色、粉红色或深褐色，主要因流血量和积聚在阴道内的时间不同而有所变化。如果孕妈妈发现阴道有少量流血，下腹有轻微疼痛、下坠感或者感觉腰酸，可能就是流产的前兆，也是胎宝宝传递的"危险信号"，要引起注意，及时就医治疗。

先兆流产，这样保胎

孕妈妈卧床休息，严禁性生活，避免重复的阴道检查，少做下蹲动作，避免颠簸和剧烈的运动，小心便秘和腹泻。焦虑、恐惧、紧张等不良情绪易加重流产症状，准爸爸应给予孕妈妈精神鼓励，让孕妈妈保持心情舒畅。原则上保胎时间为 2 周，2 周后症状还没有好转的，则表明胚胎可能出现了异常，需进行 B 超检查及 HCG 测定，以判断胚胎的情况，并采取相应的处理办法。

哪些孕妈妈易流产

易流产孕妈妈	孕期注意事项
大龄孕妈妈	35 岁以后，卵子的质量下降，身体素质也大大下降，孕早期应积极预防流产，坚持补充叶酸，保证营养均衡。生病后应及时看医生，不要随意用药。孕早期尽量不要过性生活。
有流产史的孕妈妈	日常生活中更要多加注意，运动要缓和，避免过度劳累。有非妇科性反复流产或习惯性流产史的女性，在产检时要检查是否有遗传因素。
过瘦的孕妈妈	研究显示，过于纤瘦的女性怀孕头 3 个月流产率比正常女性要高。这一结论对想生宝宝的"骨感女性"来说，未免让人有些紧张，所以"骨感美女"们，尽量在怀孕之前适当增肥吧。
多胎妊娠的孕妈妈	多胎妊娠较单胎妊娠更易发生流产、早产，所以建议怀有多胞胎的孕妈妈，平时以散步运动和静养为主，并且要按时进行产检。

自然流产排出的胚胎，约 50% 有先天缺陷或遗传病，胎宝宝异常是主要因素。这些有缺陷的胚胎，即使继续妊娠，出生后的宝宝也是有缺陷的。因此，自然流产在一定程度上，未必是一件坏事。

保胎也要有个度

当阴道出现出血症状时，孕妈妈应及时就医，而不是躺在床上静养。一味地在家卧床静养保胎是很不科学的做法，甚至会引发危险。这时候最好到医院，由医生确认是正常怀孕还是宫外孕，如果为正常怀孕且孕妈妈身体无异常，胚胎发育正常，医生一般会建议进行保胎。

保持心情舒畅

孕期要保持心情舒畅，避免各种刺激，采用多种方法消除紧张、烦闷、恐惧心理。工作上不要有太大的压力，如果压力过大，会导致身体处于亚健康状态，内分泌紊乱，这会对胎宝宝产生不良影响，甚至导致流产。

如何避免先兆流产

* **提醒孕妈妈穿白色或浅色内裤。**白色或浅色的内裤可以方便孕妈妈观察阴道分泌物的情况，即便有轻微出血也能第一时间知晓，便于及时发现危险，采取措施。

* **避免提重物或向高处抬手。**提较重东西最好由准爸爸来做。如果需要做晾衣服等动作时也要小心，尽量避免将手臂向高处、远处伸举。这时期易发生流产，准爸爸要将家务都承担过来，让孕妈妈在生活细节上多加注意。

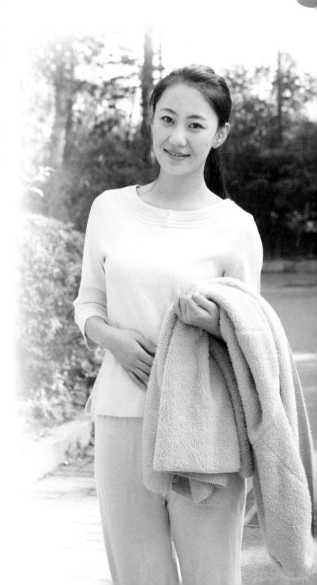

陪同孕妈妈运动

当怀上宝宝后，运动可以增强孕妈妈对自己身体的控制感，还可以使她感到精力充沛。孕期前三个月，孕妈妈的子宫增大不明显，因此运动起来不会太受影响。准爸爸要积极陪同孕妈妈运动，在运动时照顾好她的安全。

注意运动细节，安全第一

虽说运动对孕妈妈和胎宝宝都很有益处，但是也要注意细节，提前了解安全注意事项，避免危险的发生。这就要由准爸爸来充当"保镖"了。

准爸爸要有清醒的意识——孕早期是自然流产的相对高发期，胎盘发育不完善，跳跃、扭曲或快速旋转这样的运动千万不能做，以免发生危险。孕妈妈在进行运动的时候，还要注意衣服样式要宽松，穿合脚的平跟鞋。准爸爸也不要让孕妈妈长时间站立运动。

如果孕妈妈有这些状况，就不适合运动

并非所有的孕妈妈都适合做运动。如果有心脏病，或是肾脏泌尿系统的疾病，或是曾经有过流产史，是不适合做孕期运动的。

前置胎盘或孕妈妈阴道出现了不规则出血、提前出现宫缩等现象，建议最好不要做运动，须静养。

运动前需热身

适当的热身活动可使身体更容易适应常规锻炼的要求。热身有助于减轻紧张感，慢慢地活动肌肉和关节，可防止肌肉过度伸展，降低受伤的风险。这样还能刺激血液循环，使孕妈妈和胎宝宝供氧充足。如果不热身，运动中可能引起肌肉痉挛。

适当运动，孕妈妈和胎宝宝更健康

准爸爸应在孕妈妈怀孕阶段根据她和胎宝宝的具体情况安排运动计划，陪同孕妈妈进行适当的运动和锻炼，对她和胎宝宝都是有好处的。

自测运动是否过度

测试内容	具体措施
测体温	孕妈妈体温高于 38.9℃，会增加胎儿先天性异常的发病率。在运动过程中，人体会出现心脏跳动加快、体温升高等现象，孕妈妈的基础体温会升得更高。孕妈妈在运动过程中应提高警惕，注意监测体温。最好每 15 分钟休息一次，经过 5~10 分钟体温降低后再继续运动。
测脉搏	运动期间，孕妈妈要每隔 10~15 分钟测量一次脉搏，脉搏每分钟不能超过 140 次。如果脉搏跳动过快，那就停下来休息，以便脉搏恢复到每分钟 90 次以下。

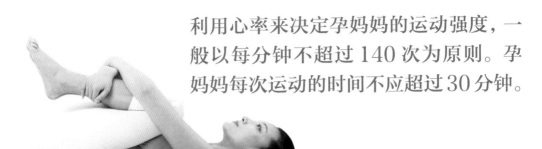

利用心率来决定孕妈妈的运动强度，一般以每分钟不超过 140 次为原则。孕妈妈每次运动的时间不应超过 30 分钟。

1. 增强心肺功能：适当的运动能增强心肺功能，可以预防和减轻由怀孕带来的气喘或心慌等症状，增强身体耐力，为最后的顺利分娩做好准备。

2. 帮助消化防便秘：运动能帮助消化和排泄，促进新陈代谢，减轻和改善孕期的便秘现象，增进食欲。

3. 减少水肿等不适：运动可促进腰部及下肢的血液循环，减轻孕期的腰酸腿痛、下肢水肿等不适症状。

4. 改善睡眠：适当的运动还能帮助孕妈妈改善睡眠不佳的状况。医学专家还发现，孕妈妈在运动时胎宝宝也随之运动，胎心每分钟会增加 10~15 次。

运动让顺产更轻松

适度的运动能增强腹肌、腰背肌和盆腔肌肉的力量与弹性，不仅能防止因腹壁松弛而导致的胎位不正或难产，还能缩短分娩时间。孕妈妈的身体锻炼得越好，在分娩的时候就越有力气，分娩就会越轻松。

适合孕早期的运动

* **游泳** 能调节神经系统功能，促进血液循环，缓解不良情绪，帮助肌肉放松，准爸爸最好陪同。

* **散步** 可帮助消化、促进血液循环、增强心肺功能，放松身体、调节心情，是安全的孕期运动，只要身体允许，随时都可以做。

* **肩部运动和颈部运动** 能增强孕妈妈的肌肉力量，缓解肩痛、颈痛的症状。

* **慢舞** 可以活动筋骨，缓解不良情绪，有助于睡眠，可增加对身体的控制力和柔韧性，要注意避免难度大的动作，最好在专业人士的指导下进行。

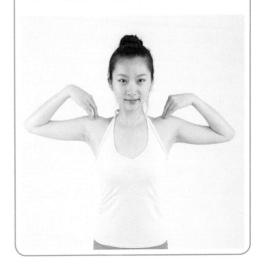

准爸爸营养小厨房

孕妈妈的胃口跟孕前相比可能会发生很大的变化，以前喜欢吃的菜现在突然一口也不想吃了，以前很少吃的东西现在变成了"心头好"。这可愁坏了准爸爸，怎样才能让孕妈妈和胎宝宝吃得开心、吃得健康呢？现在就来一起学几招吧。

本月重点营养素

妊娠第 2 个月是胎宝宝器官形成的关键时期，大脑已经开始发育。为确保营养，孕妈妈应重点摄入叶酸、锌、碘等营养素。

叶酸：叶酸对于胎宝宝发育的重要性在怀孕早期就已经确定，所以孕早期叶酸的补充不能间断。孕妈妈在日常饮食中要注意多摄取含叶酸丰富的食物。

锌：锌缺乏会导致胎宝宝生长缓慢。除此之外，锌在激素的产生、储存和分泌中起重要作用。所以孕妈妈日常饮食中，应适当多吃些鲜鱼、牛肉、羊肉、贝壳类海产品。

碘：碘是甲状腺素的组成成分。甲状腺素能促进蛋白质的生物合成，促进胎宝宝生长发育。孕期甲状腺功能活跃，碘的需要量增加，这样就易造成孕期碘摄入量不足或缺乏，并影响胎宝宝的发育。所以孕妈妈应适当吃些鱼、海带、紫菜等含碘食物。

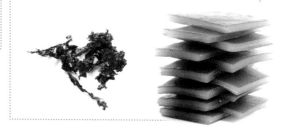

准爸爸需要做些啥

✔ **帮助妻子缓解孕吐。**让孕妈妈吃些天然的酸味食物，比如圣女果、杨梅、樱桃等；每天让孕妈妈喝一杯酸奶；为她准备健康的零食，比如核桃、松子等，饿的时候吃一点；提醒出门的孕妈妈随身携带垃圾袋，这样可以帮助孕妈妈避免许多尴尬难堪的场面。

✔ **为妻子准备"三餐两点心"。**这种饮食模式是较适合孕妈妈的，最佳时间为早餐 8 点，午餐 12 点，晚餐 18 点。在三餐之间根据需要，孕妈妈可再吃一些零食，如果汁、坚果、蛋糕、水果等。要注意每次不要吃太多，坚持少食多餐会让肠胃更健康，也会让营养吸收更充分。

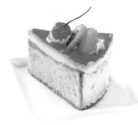

一周饮食安排

　　孕早期的孕妈妈体重增长比较缓慢，所需营养与孕1月时近似，所以饮食结构不用做什么新的调整，只要保证营养丰富全面、搭配合理就可以了。这个时期胎宝宝的主要器官开始形成，孕妈妈的饮食要能够满足胎宝宝的正常生长发育和孕妈妈自身的营养需求。不挑食，保证全面营养；少食多餐，减轻妊娠反应。

星期	早餐	午餐	晚餐	加餐
一	馒头 虾皮鸡蛋羹 凉拌黄瓜	黑豆饭（P45） 什锦烧豆腐 土豆炖牛肉	花卷 苹果葡萄干粥 香菇豆腐 抓炒鱼片	芒果 核桃
二	鲜肉馄饨 生菜沙拉	米饭 鲜蘑炒豌豆 芦笋炒肉	鸡蛋炒饼 香菇肉粥 清炒小白菜	苹果 甘蔗姜汁 花生
三	豆浆 蔬菜包 酱牛肉	什锦果汁饭（P44） 醋熘豆芽 青椒炒肉丝 菠菜鱼片汤	西红柿鸡蛋面 蒸扇贝	酸奶 橘子 腰果
四	排骨汤面 芝麻拌菠菜	蛋炒饭 拌豆腐干丝 玉米牛蒡排骨汤	饺子 香干芹菜	橙子 开心果
五	糯米粥 虾肉包 圣女果	黑豆饭（P45） 大丰收 西蓝花烧双菇 鱼头木耳汤	清汤面 胡萝卜炒蛋 素炒蘑菇	火龙果 榛子
六	黑芝麻糊 拌海带丝 煎鸡蛋	烧饼 糖醋莲藕（P44） 清蒸排骨 蛋醋止呕汤（P44）	二米饭 枸杞炒猪心（P45） 花生猪蹄汤	菠萝 南瓜子
日	牛奶麦片 葡萄干 鸡蛋	鸡丝面 蒜蓉茄子	米饭 芝麻圆白菜 红烧带鱼（P151）	香蕉 鲜柠檬汁（P45）

本月营养食谱推荐

什锦果汁饭

原料： 大米 100 克，鲜牛奶 1 袋(250 毫升)，苹果丁、菠萝丁、蜜枣丁、葡萄干、青梅丁、碎核桃仁、白糖、番茄沙司、水淀粉各适量。

做法： ① 将大米洗净，加入鲜牛奶、水煮成米饭，加白糖拌匀。② 将番茄沙司、苹果丁、菠萝丁、蜜枣丁、葡萄干、青梅丁、碎核桃仁放入锅内，加水和白糖煮沸，加水淀粉，制成什锦汁，浇在米饭上即成。

营养功效： 此饭能满足胎宝宝对各种营养素的需求。

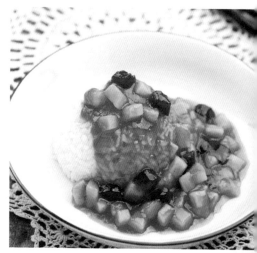

糖醋莲藕

原料： 莲藕 1 节，料酒、盐、白糖、醋、香油、葱花各适量。

做法： ① 将莲藕去节、削皮，切成薄片，用清水漂洗干净。② 油锅烧热，加入葱花略煸，倒入藕片翻炒，加入料酒、盐、白糖、醋，继续翻炒，待藕片熟透，淋入香油即成。

营养功效： 此菜味道酸甜适中，含有丰富的碳水化合物、维生素 C 及钙、磷、铁等多种矿物质，有利于胎宝宝器官的形成和发育。

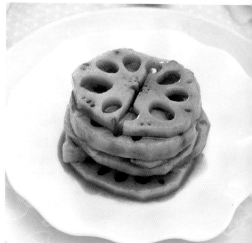

蛋醋止呕汤

原料： 鸡蛋 2 个，白糖、醋各适量。

做法： ① 将鸡蛋磕入碗内，用筷子搅匀，加入白糖、醋，再搅匀。② 锅置火上，加清水适量，用大火烧开，将碗内的鸡蛋液倒入，煮沸即成。

营养功效： 此汤能及时缓解早期孕吐，并快速补充孕吐所造成的营养和水分流失，以免影响胎宝宝的正常发育。

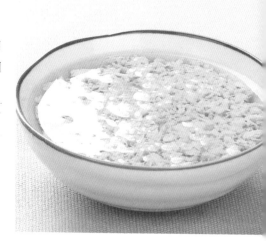

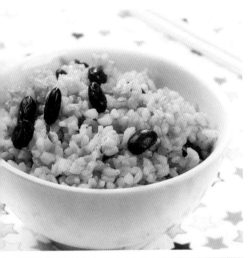

黑豆饭

原料：黑豆、糙米各适量。

做法：① 黑豆、糙米分别洗净，放在碗里加清水浸泡几个小时。② 连米带豆，和泡米水一起倒入电饭煲焖熟即可。

营养功效：糙米是没有去皮的大米，表皮含有大量的 B 族维生素。这是一份杂粮主食，孕妈妈可以一周吃一两次，做到营养均衡。

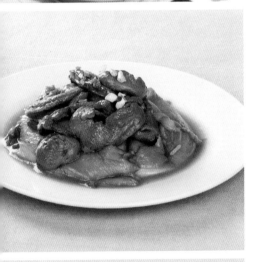

枸杞炒猪心

原料：猪心 1/2 个，平菇 1 朵，枸杞子 15 粒，姜片、酱油、料酒、白糖、盐、水淀粉、香油、葱末各适量。

做法：① 将猪心洗净、切片，用料酒、酱油抓匀；平菇洗净，撕片后焯水备用。② 锅中倒油烧热，把姜片煸香，放猪心炒至变色，放平菇、枸杞子翻炒至熟。③ 加白糖、盐调味，加入水淀粉，淋上香油、撒上葱末即可。

营养功效：猪心富含营养，能促进胎宝宝健康发育；枸杞子滋补肝肾；平菇可提高免疫力。

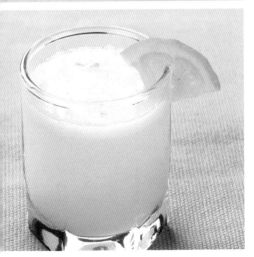

鲜柠檬汁

原料：鲜柠檬 1 个，白糖适量。

做法：① 鲜柠檬洗净去皮、去核，切小块，加适量清水，用榨汁机榨汁。② 饮用前可根据个人口味，加适量白糖调味。

营养功效：柠檬有开胃、止吐的功效，还富含叶酸，能有效帮助胎宝宝度过畸形高发期。

准爸爸的胎教时光

准爸爸胎教不是什么复杂的事，也不需要花很多时间和精力，每天抽出几分钟就够了。给胎宝宝读故事、朗诵诗歌，或者只是静静地陪着孕妈妈和胎宝宝，也是很好的胎教。

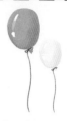

准爸爸对胎教要多关注，把对胎宝宝的爱倾注到每次胎教中。

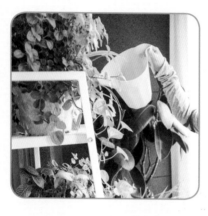

美学胎教：舒适的小家

生活中的美无处不在，惊心动魄的美、平凡的美、朝气蓬勃的美……一个窗明几净、干净舒适的小家就是一种整洁的美；一个干净清爽，有着几盆花花草草的阳台就是一种自然的美。总之，一个舒适的家不一定要很大，也不一定很精致，但孕妈妈在家就会天天都有好心情，同时也一定会把这种美的幸福感传递给胎宝宝。

故事胎教：《鸭爸爸的"百宝箱"》

鸭爸爸有一个灰色的木头箱子。小鸭子发现，爸爸总是神神秘秘地把一些东西放进箱子里；天气好的时候，他还把箱子擦得干干净净，搬出去晒晒太阳。

"难道那是爸爸的百宝箱？"小鸭子忍不住走到爸爸面前，问道，"爸爸，那个木头箱子里是不是装了好多宝贝呀？让我看一下好不好？"

鸭爸爸笑了："呵呵，你说的没错，我的那个箱子里确实装了好多宝贝，不过现在可不能给你看，要等你长大了才行！"

可是，小鸭子什么时候才能长大呀？

时间过得很快，有一天，鸭爸爸忽然把那个木头箱子搬了出来，放到小鸭子的面前说："你已经长大了，可以看这箱子里的宝贝了！"

鸭爸爸把箱子打开了。原来，箱子里装的都是小鸭子小时候用过的东西：旧玩具、旧帽子、奖状、作业本……还有半个蛋壳，小鸭子就是从这个蛋壳里孵出来的。"爸爸，谢谢您！"小鸭子紧紧地抱住了爸爸。

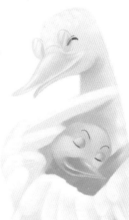

音乐胎教：儿歌《小毛驴》

　　小毛驴这首儿歌是准爸爸和孕妈妈孩童时经典的歌曲，听起来让人感觉时光又恍如回到了过去那些无忧无虑的日子。现在，这首经典的儿歌，仍是宝宝们的挚爱。

小 毛 驴

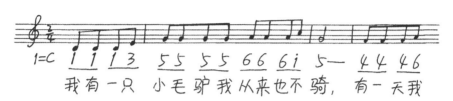

我有一只　小毛驴我从来也不骑，　有一天我

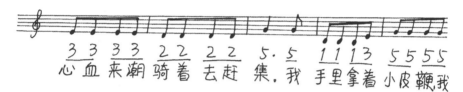

心血来潮骑着去赶　集. 我手里拿着小皮鞭我

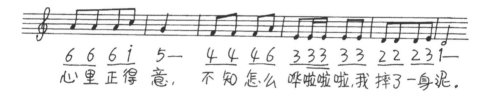

心里正得　意，　不知怎么　哗啦啦啦,我摔了一身泥.

情绪胎教：童言笑话

弟弟真淘气

一天晚上，我陪女儿一起读书，忽然感觉肚子里一阵阵有力的踢动。女儿关切地问："妈妈，你怎么了？""你弟弟拿脚踢我呢！"我回答道，"他越来越淘气了。"女儿说："那你为什么不吞下一个玩具，让他拿着玩儿呢？"

起床

妈妈叫 5 岁的儿子起床："快点起来！公鸡都叫好几遍了！"

儿子说："公鸡叫和我有什么关系？我又不是母鸡！"

胎宝宝已经"人模人样"啦

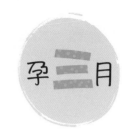

此时的胎宝宝可以真正被叫作胎宝宝了，已经"人模人样"了。这时的胎宝宝有令人惊奇的本领，能移动胳膊、手指和脚趾，还能微笑、皱眉和吸吮拇指呢！你看，他正在和你打招呼呢，好像在说："爸爸，您辛苦了，我好爱您呀。"

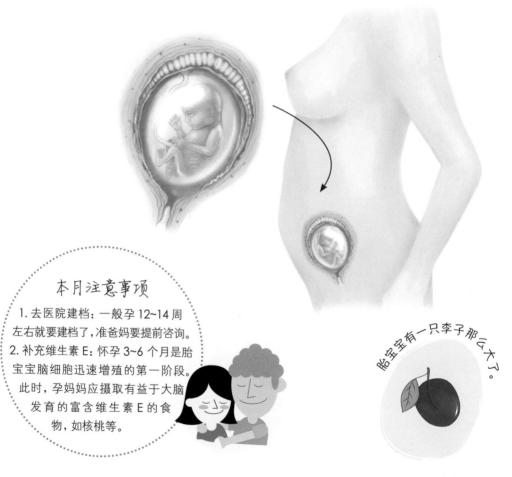

本月注意事项

1. 去医院建档：一般孕 12~14 周左右就要建档了，准爸妈要提前咨询。
2. 补充维生素 E：怀孕 3~6 个月是胎宝宝脑细胞迅速增殖的第一阶段。此时，孕妈妈应摄取有益于大脑发育的富含维生素 E 的食物，如核桃等。

胎宝宝有一只李子那么大？

孕妈妈的身体变化

到这个月末，子宫会长到拳头大小。乳房继续变大，乳头、乳晕、外阴颜色继续加深，阴道分泌物增多且比较黏稠。妊娠反应越发强烈，头发、皮肤会失去光泽，妊娠斑开始出现，原有的黑痣颜色也会加深。

孕妈妈的情绪变化

由于激素分泌，以及恶心、呕吐、乏力等妊娠反应的困扰，孕妈妈的情绪波动会比较大。这就需要准爸爸帮助孕妈妈适时调节情绪，学会放松和平衡，要知道，一切都是为了腹中的胎宝宝。

你的宝宝长这样

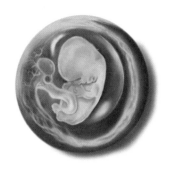

孕 9 周 四肢更加明显

本周胎宝宝身体的许多部位都发生了变化，胳膊开始变长，肘部能弯曲了，脚趾开始形成，四肢更加明显。乳头清晰可见，性腺开始发育，男孩和女孩的发育从这一周开始变得不同了。胎宝宝的眼睛依然还像鱼一样，位于头部两侧，但眼睑已经形成，眼睛全部的结构发育基本结束。舌头、鼻尖、鼻孔和内耳半规管等五官细节发育更加细致。值得欣喜的是，胎宝宝的"小尾巴"从这周开始消失了。

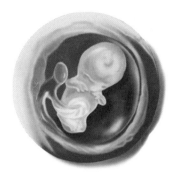

孕 10 周 大脑迅速发育

本周胎宝宝的上嘴唇完全形成，心脏发育的关键时期也已经结束。手腕和脚踝发育完成，并清晰可见，手指和脚趾间的蹼已经消失。胎宝宝的头部开始变圆，皮肤开始生长，尾巴已经完全消失，眼睑开始黏合在一起，外耳已经发育好。本周胎宝宝的大脑依然迅速发育，身体的基本结构已经形成，胳膊、腿、眼睛、生殖器都已初具形状但还处于发育阶段。

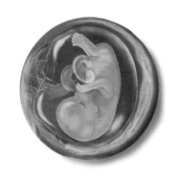

孕 11 周 器官组织成形

本周内胎宝宝大多数器官组织都已经发育成形，脊髓等中枢神经的发育也非常完备了，脊柱的轮廓已经比较清晰。透过透明的皮肤，可清楚地看到正在形成的肝、肋骨和皮下血管，即使是皮肤，本周内也开始继续增厚。胎宝宝的骨骼、肌肉生长得十分迅速，头部占身体的比例将越来越接近新生儿的比例。

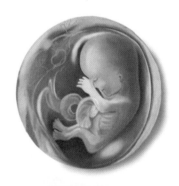

孕 12 周 骨骼开始发育

本周胎宝宝的身长可达到 6 厘米左右，体重大概有 1/3 个鸡蛋那么重，并且初具人形。手指和脚趾已经完全分离，软骨开始向骨骼发展，正逐渐变硬。脐带旁的肠道进入体腔，心脏、肝脏、肾脏等器官都开始最初的工作。胎盘也已完全形成，可以分泌一些物质，维持良好的宫内环境了。

陪孕妈妈做产检

从这个月开始，孕妈妈就进入了正式产检的程序。需要提醒准爸爸的是，有时候产检的项目比较多，排队又要等很长时间，最好能为孕妈妈带上零食和水，以便及时补充能量。当孕妈妈因为排队而心情烦躁时，准爸爸可以通过聊天等方法转移孕妈妈的注意力。

本月产检项目

☐ 血常规：如果孕妈妈贫血，不仅会出现产后出血、产褥感染等并发症，还会殃及胎宝宝易感染疾病、生长发育迟缓等。

☐ 检查乙肝五项：孕妈妈若是乙肝病毒携带者，她生出的婴儿，1年内将有25%~40%的可能成为乙肝病毒携带者。若孕妈妈是表面抗原阳性，通过孕前卫生指导，告知其怀孕后需要进行乙肝病毒"母婴阻断"，可有效地预防母婴传播，从而降低婴儿乙肝病毒感染率。

☐ 尿常规：尿检有助于肾脏疾患早期的诊断。

☐ 体重：如果体重增长过快，医生就会给孕妈妈开出控制饮食的方案。当然如果体重增长过慢，医生也会建议孕妈妈多补充些营养。

☐ 多普勒听胎心音：怀孕第12周、第13周时，已经能听到胎心音了。

☐ "四毒"检查（非必检项目）：内容包括风疹病毒、巨细胞病毒、弓形虫病毒、单纯疱疹病毒。

☐ 查艾滋病病毒：若孕妈妈感染艾滋病，病毒会通过胎盘感染胎宝宝。

☐ 梅毒血清学检查：梅毒会造成流产、早产、新生儿先天性梅毒等。

注：以上产检项目可作为孕妈妈产检参考，具体产检项目以医院及医生提供的建议为准。

关于产检准爸爸要知道的

本月检查项目较多，准爸爸和孕妈妈应提前了解下面的内容。

1 小排畸检查前憋尿

本月的小排畸颈后透明带扫描（NT）检查是通过B超进行检查，应使膀胱充盈，才能使医生看得更清楚。

2 听胎心前别生气，放松心情

到了孕12周以后，医生会为孕妈妈第1次听胎心，听时应放松心情，以免影响结果。

3 准备一个文件袋

准爸爸最好为孕妈妈准备一个文件袋，检查的项目很多，将所需的检查单放置在一起，避免每次手忙脚乱找不到。

4 准爸爸帮忙排队，节省时间

建档前的检查项目较多，可能在不同的楼层进行。孕妈妈抽血时，准爸爸可帮孕妈妈在其他地方排队，节省时间。

听专家说产检报告单

本月，孕妈妈要进行一次全面的检查。诸多的检查项目，准爸爸和孕妈妈可能会看不懂，不过不用担心，听专家来一一分析孕妈妈的产检报告单。

看懂血常规报告单

血常规化验单数据①：平均红细胞血红蛋白正常浓度范围为110~150克/升。大于150克/升时，孕妈妈有可能出现血液中的含氧量不足或脱水的情况。当血红蛋白低于110克/升时，孕妈妈有可能出现贫血的现象。

血常规化验单数据②：白细胞正常值是 $(4\sim10)\times10^9$/升（由于每个医院的检验机器不同，参考值会略有差异）。白细胞增多可能会表现为炎性感染、出血、中毒等，但在孕期是不同的，孕期可以有一定的上升空间。白细胞减少，常见于流感、麻疹等病毒性传染病及某些血液病等。

血常规化验单数据③：血小板正常值的范围应该为 $(100\sim300)\times10^9$/升；低于 100×10^9/升，会影响孕妈妈的凝血功能。

看懂乙肝五项检查

乙肝五项和肝功能检查不是一回事。乙肝五项主要是检查是否感染了乙肝病毒以及乙肝病毒的感染情况。

1. 乙肝五项全部阴性，表明身体没有感染过乙肝病毒。

2. 乙肝表面抗体阳性，其余为阴性。表示有过乙肝病毒感染史，但机体产生了一定的免疫力。

3. 乙肝表面抗体阳性、核心抗体阳性，其余为阴性。这表明接种了乙肝疫

苗后，或是乙肝病毒感染后已康复的结果，已有免疫能力。

4. 如果乙肝E抗原为阳性，这是乙肝病毒传染性强弱的重要指标，数值越大，传染性越强。

5. 如果孕妈妈是乙肝病毒携带者，乙肝病毒能通过血液和胎盘传播，此时要听从医生的安排，必要时口服抗病毒药物。待胎宝宝出生后注射乙肝免疫球蛋白及乙肝灭活疫苗。

看懂尿常规报告单

尿液中蛋白质、葡萄糖、胆红素及酮体正常情况下为阴性。

如果尿蛋白显示为阳性，表明有患妊娠高血压、肾脏疾病的可能。

如果酮体显示阳性，表明孕妈妈可能患有妊娠糖尿病或子痫、消化吸收障碍等，需做进一步检查。

如果报告单上显示有红细胞和白细胞，则表明有尿路感染的可能，需引起重视。

姓名 NAME：		性别 SEX：女	年龄 AGE：	临床诊断 CLI.IMP：	
科别 DEPT.：		床号 BED NO.：		住院/门诊号 I.P./O.P. NO.：	000023608
分析项目		结果		参考范围	单位
尿胆原	UBG	Norm			3.20-16.00umol/L
胆红素	BIL	Neg		阴性(-)	umol/L
酮体	KET	Neg		阴性(-)	mmol/L
潜血	BLD	Neg		阴性(-)	Ery/ul
蛋白	PRO	Neg		阴性(-)	g/L
亚硝酸盐	NIT	Neg		阴性(-)	
白细胞	LEU	Neg		阴性(-)	Leu/ul
葡萄糖	GLU	Neg		阴性(-)	mmol/L
尿比重	SG	1.025		1.015-1.025	
酸碱值	PH	6.00		4.60-7.40	
维生素C	VC	1.40			g/L
镜检(未离心)					
上皮细胞	上皮细胞	-			
红细胞	RBC	-		0~偶见/HP	
白细胞	WBC	-		0~2个/HP	
管型	管型	-			
其它	其它	-			

本月生活细节注意事项

孕3月，孕妈妈的妊娠反应比较强烈，也容易激动或多愁善感，这种情绪变化可能会使孕妈妈忽略孕3月生活中的禁忌，进而影响自己和胎宝宝的健康。准爸爸要多了解孕期生活细节，以便提醒孕妈妈。

站、走、坐要当心

孕妈妈要特别注意日常动作，保持安全正确的姿势。

站立

孕妈妈站立时，放松肩部，将两腿平行，两脚稍微分开，略小于肩宽、双脚平直，不要向内或向外。这样站立，重心落在两脚之中，不易疲劳。孕妈妈最好避免长时间站立。

正确行走姿势

孕妈妈走路要注意安全。孕妈妈行走时要直背、抬头、收紧臀部，保持全身平衡，脚跟先着地，步步踩实，稳步行走。走路时，要看路，避开不平的地面，遇到地面有起伏或者有台阶的地方，要慢走，注意脚底。

坐姿

孕妈妈要养成良好的坐姿习惯。孕妈妈所坐的椅子不应过高、过矮，应以40厘米为宜；最好选择带靠背的椅子。坐时先稍靠前边，然后移臀部于中间，尽量往后坐，把后背笔直地靠在椅背上。双腿自然分开，大腿与地面成水平状，这样不易发生腰背痛。

孕妈妈站立时，将两腿平行，不要向内或向外。

上半身和大腿成90°的坐姿较舒服，站立时间≤2小时。

准爸爸要做的事

孕妈妈的妊娠反应可能越来越明显，准爸爸现在最重要的任务就是照顾好孕妈妈和胎宝宝，你无怨无悔的付出是孕妈妈克服各种不适的动力。

尽早办理准生证
准生证是宝宝降临到这个世界的合法"通行证"，准爸爸应尽早着手办理。

准生证

预防妻子感冒
准爸爸记得关注天气预报，如果是雨雪天气或路况特别不好时，就劝孕妈在家休息一天，以防着凉感冒。

避开环境中各种不良因素
准爸爸要让孕妈妈避开有害化学物质、新装修的房间，以及空气不流通的环境等，以免影响到胎宝宝。

该去医院建档了

大部分医院都是在孕 3 月的时候进行建档，有的医院还需要提前预约才能建档，所以准爸爸和孕妈妈要提前问清楚，带全相关证件。千万不要忽略建档的手续办理，因为如果万一不小心在医院的期限之内还没有办理，孕晚期出现意外的时候，医院不一定正好有床位，也无法根据以往检查状况及时地进行救治。

建档的要求

一般只要第 1 次检查结果符合要求，医院就会允许建病历（此病历不同于普通门诊的病历），即建档。

不同地区的医院建档要求不一样，孕妈妈和准爸爸可以提前打电话或上网咨询各个医院的具体要求。

如果中途需要更改产检医院，要带着原来医院的化验单，但不全的项目，必须要在新医院补做，合格后才可以建档。

建档的时候需要做很多检查，所以这个月的产检准爸爸一定要陪孕妈妈去。

怎样选择建档医院

* **离家距离** 最后要生的时候，需要尽快从家赶到医院。所以离家近的医院是最佳选择，而且离家近也方便每次产检和家人陪护。

* **就医环境** 专科医院比综合医院就医人员相对单一，交叉感染的概率要小一点。

* **产后病房条件** 是否能够有家属陪护，申请单间病房是否容易，选择有家属能够陪住的地方较好。

* **孕妈妈身体情况** 如果孕妈妈本身有疾病，如高血压、糖尿病、肾病等，最好选择综合医院，这样如果需要多科会诊会很方便。

* **是否倡导母乳喂养** 在倡导母乳喂养的医院，护士和医生会极力鼓励新妈妈母乳喂养，并及时给予相关指导，教新妈妈哺乳的方法和乳房按摩法等。

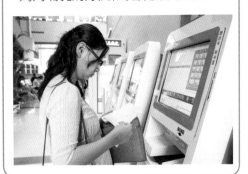

| 控制妻子食盐摄入量 | 适度使用空调 | 提醒妻子预防妊娠纹 | 协助妻子胎教 |

控制妻子食盐摄入量
从现在开始，为防止出现水肿，准爸爸要减少孕妈妈的食盐摄入量。每日的摄盐量以不超过 6 克为宜。

适度使用空调
夏季如果贪图凉快过度使用空调，不但不利于孕妈妈体温的自我调节，还有可能引起感冒和皮肤干燥。

提醒妻子预防妊娠纹
从孕 3 月开始，孕妈妈每晚坚持做腹部按摩，就会看到成果。准爸爸要帮助孕妈妈做腹部按摩，预防妊娠纹。

协助妻子胎教
准爸爸对孕妈妈的体贴与关心，对胎宝宝的抚摸与"交谈"，都是生动有效的情绪胎教。

为宝宝办理出生前后的证件

宝宝出生前要办哪些证件？你的办证经历还顺利吗？准生证、出生证、户口本等去哪儿办？有什么条件？需要准备哪些材料？本书收集了相关信息，希望能给准爸爸提供参考，具体要求参见当地政策。

提前准备材料、了解办理流程

为宝宝办理各种证件是个不小的"工程"，这些事情准爸爸要主动承担。提前了解都需要办理哪些材料，办理手续是怎样的，不明白的地方可以向有了小孩的亲朋好友请教。

准生证

"准生证"就是计划生育服务证，这是宝宝的第一个证件，当你计划想要宝宝或者在刚刚怀上宝宝的时候就应该着手去办理了。这张证明是宝宝降临到这个世界的合法"通行证"，宝宝的出生、上户口及其他的福利都和它有密切关系。

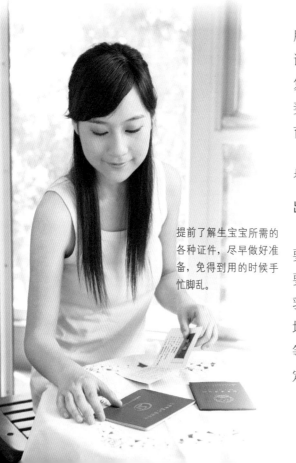

提前了解生宝宝所需的各种证件，尽早做好准备，免得到用的时候手忙脚乱。

> **办准生证所需材料**
>
> * 夫妻双方户口本。
> * 夫妻双方身份证。
> * 夫妻双方结婚证原件和复印件。
> * 夫妻双方的婚育证明，可以由工作单位或户口所在地居委会开具，加盖公章。

办理单位：夫妻中一方户籍所在地乡镇（街道）计划生育办公室。

办理程序：夫妻双方由单位或户籍所在地街道办事处开具从未生育过子女证明，持有该证明和双方结婚证原件及复印件、双方户口本、双方身份证，到夫妻中一方户籍所在地乡镇（街道）计划生育办公室进行办理。

注：具体所需材料和办理流程以户口所在地相关规定为准，下同。

出生证

孕妈妈在待产入院的时候，医院会要求你填写《出生医学证明自填单》。主要填写项目包括婴儿姓名（可以暂时用乳名代替）、父母姓名和身份证号、居住地址、婴儿户口申报地、产房以及床位号等。孕妈妈或准爸爸在填写自填单时一定要小心认真，因为自填单一经填写便

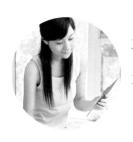

在办理《出生医学证明》之前，先要给宝宝起好名字。

不可更改。如果不小心填写错误，需要申领一张新的自填单。《出生医学证明自填单》是为出院时填写《出生医学证明》做准备的，《出生医学证明》是宝宝的第一份人生档案，对宝宝来说十分重要。

上户口

宝宝出生后，家里就多了一名家庭成员，按照户口管理法，这时应该给宝宝上户口了，使宝宝在法律上正式成为家庭中的一员。而且，只有在及时申报宝宝的户口后，各种医疗保险才会生效，让宝宝享受到应当享受的权利。

上户口所需材料、办理单位和办理程序

办理	具体要求
所需材料	计划生育部门颁发的准生证、医院签发的出生证、户口簿册
办理单位	户口所属的派出所
办理程序	到户口所属的派出所户口申报处申报户口时，详细填写户口申请单，进行户口登记。交纳一定的手续费后，宝宝的大名就添加在户口本上了

预防接种证

预防接种证是儿童入托、入园、入学的必备凭证。因此，在宝宝出生后1个月内，家长应携带宝宝在产房接种的乙肝疫苗第一针和卡介苗接种记录证明，到户口所在地（如户口为外地、在本地居住3个月以上应在居住地）的辖区疾病预防控制中心办理儿童预防接种证；农村儿童应在辖区乡镇卫生院计划免疫接种门诊办理预防接种证，以便及时接种乙肝疫苗第二针和其他相应疫苗。

二胎证

生育第二胎的时候，要办理二胎证。

二胎证办理需要以下手续：先向女方户籍所在地的镇人民政府或者街道办事处申请（具体部门是人口计生科）。

提交基本证明材料：夫妻双方的身份证、户籍证明、婚姻状况证明、已有子女状况的证明（该证明文本由计生科提供）和相关证明材料。

提出申请后，需经区、镇（街道）两级计划生育部门审核同意之后才可以生育。

远离对胎宝宝不利的因素

从怀孕开始至 12 周末称为孕早期，是胚胎发育的关键时期，也是致畸的敏感期。准爸爸要警惕，让孕妈妈远离对胎宝宝不利的环境，以免对胎宝宝造成影响。孕早期是胎宝宝神经系统形成时期，对外界环境较敏感。对孕妇来说，平日熟悉的哪些环境对胎宝宝不利呢？

远离"毒"环境

甲醛、苯或者工作生活中的化学制剂，如染发剂等，都会对孕妈妈的身体健康产生不利影响，同时也会影响胎宝宝的健康。怀孕期间，孕妈妈要尽量避免长时间处于这种"有毒"环境中。新装修的房间以及新买的家具中有可能含有甲醛等有害物质，孕妈妈最好避免入住新装修的房子。

远离噪声

噪声会导致孕妈妈和胎宝宝心跳增加，引起烦闷。孕妈妈宜尽量远离声音大于 70 分贝的场所，所以孕妈妈尽量不要到交通拥挤、人流量大的闹市区去；更不要去歌舞厅等喧闹嘈杂的娱乐场所，看电视、听广播时把音量调小。

远离高强度辐射

生活中的辐射是难以避免的，一般在高辐射环境中停留时间越长，辐射对身体的影响便越明显。孕妈妈处于特殊时期，应尽量远离长时间高强度辐射的环境，如大型复印机、打印机、辐照设备等，以免对身体和胎宝宝产生伤害。

远离震动

对孕妈妈而言，严重的震动可能会导致流产，因此在孕早期，孕妈妈尽量不要坐飞机、船等可能会产生剧烈震动的交通工具。

远离杀虫剂、蚊香等

杀虫剂、灭蚊剂等含有菊酯，如果被孕妈妈大量吸入体内，有可能对胎宝宝的神经造成损伤，安全起见，怀孕期间最好还是远离这些物质。

总之，在孕期不必过度苛求，但同时需要适当谨慎，避免那些对孕妈妈和胎宝宝身体不好的，或者可能会产生不利影响的环境和物质。

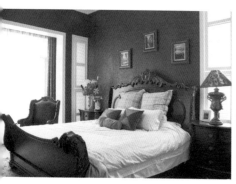
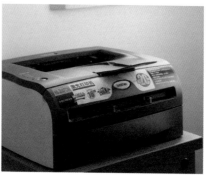
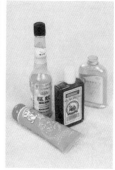

感冒发热超过 38.5℃要就医，每隔 1 小时量 1 次体温。

孕妈妈感冒了怎么办

尽管准爸爸已经把孕妈妈照顾得十分小心，但有时孕妈妈还会得一些小病，比如感冒、发热、头痛等。此时不要自行用药，根据病情的轻重，可以选择不同的治疗方法，能不用药尽量不用，避免给胎宝宝带来任何伤害。

感冒有哪些危害

感冒多数是由普通感冒病毒引起，部分由流感病毒引起。高热时产生的毒素可通过胎盘进入胎宝宝体内，影响胎宝宝脑细胞发育，尤其是在怀孕早期危害更大。

一旦度过怀孕初期，感冒带来的影响便有所减低了，因为此时的胎宝宝心脏发育已经渐渐稳定，身体逐渐强壮，感冒对胎宝宝的影响变小。

孕妈妈感冒，可以这样做

轻度感冒仅有鼻塞、轻微头痛者一般不需用药，这时候准爸爸要让孕妈妈多饮开水，充分休息，一般很快就会自愈。

如果有高热、烦躁等症状，要马上带着孕妈妈去看医生，在医生指导下采取相应措施对症处理，切不可盲目用退热剂之类的药物。但孕妈妈持续高热达3天以上应积极治疗，病情痊愈后再进行检查，以确定胎宝宝是否正常。

孕妈妈如果感冒了，准爸爸可以熬些粥给孕妈妈喝，因为感冒时多喝些热粥，有助于发汗、散热、祛风寒，促进感冒的痊愈。同时，感冒后胃口较差，肠胃消化系统不好，喝粥可以利于吸收，还可以起到保护胃黏膜的作用。

让感冒远离孕妈妈的好方法

* **注意保暖，防止季节性感冒** 冬季气温低，准爸爸要提醒孕妈妈注意保暖，根据天气的变化及时添加衣服，特别是脚部的保暖十分重要。如果脚部受凉，会反射性地引起鼻黏膜血管收缩，容易受到感冒病毒侵扰。

* **勤洗手，防止病从口入** 提醒孕妈妈勤洗手，尤其是在碰触了钱、门把手、水龙头后。

* **少去人群密集的公共场所** 要尽量避免前往人群密集的公共场所，防止被传染。逛超市、看电影，要尽量戴上纯棉的或者是棉纱材质的口罩。

* **保持适宜的室内温度、湿度** 一般来说，适宜的室内温度为 17~23℃，相对湿度为 40%~60%。

提醒妻子正确洗澡

为了保持身体清洁，孕妈妈可以每天坚持洗澡。但孕期洗澡不同于未怀孕前，一定要注意以下事项，才能健健康康、清清爽爽地洗澡。准爸爸要做好监督工作。

别让孕妈妈坐浴

怀孕期间，生殖系统会发生改变，子宫颈口微张，阴道内分泌物减少，孕妈妈自我免疫能力降低。孕妈妈采取坐浴方式，水中的细菌、病毒易进入阴道，会增加孕妈妈泌尿系统感染的概率，所以最好淋浴。准爸爸可以每天睡觉前帮孕妈妈烧好洗澡水，提醒她不要坐浴，并在妻子洗澡时守护在浴室外，万一发生缺氧等危险时能及时采取措施。

时间不宜过长

浴室内环境密闭，温度高、湿度大、氧气供应相对不足，而热水刺激会引起全身体表毛细血管扩张，这样血液流入体表较多，使孕妈妈脑部的供血不足，孕妈妈会觉得喘不过气来，严重者还会出现头晕、乏力、眼花、胸闷等症状。准爸爸要提醒孕妈妈每次洗澡最好不要超过20分钟。

孕妈妈洗澡时间过长会加重上述症状，而且还会给胎宝宝发育造成影响。孕妈妈身体供血不畅，将直接影响子宫内供氧状态，有可能会造成胎宝宝神经系统发育不良。所以孕妈妈洗澡时间最好控制在半小时内。

水温不宜过高

准爸爸要主动每天为妻子烧好洗澡水，孕妈妈洗澡时水温不宜过高，一般以38~42℃为宜。孕妈妈血液循环改变，需氧量增加，而浴室都是密闭环境，水温过高产生蒸汽过多，不利于孕妈妈呼吸新鲜空气；同时，过热的水会刺激孕妈妈皮肤，使血液更多流向皮肤，不利于子宫内充足氧气的输送。

此外，母体体温的升高将会影响到胎宝宝的发育。有研究表明，孕妈妈体温比正常体温升高对宝宝的脑细胞发育有不良影响，所以孕妈妈不宜用过热的水洗澡；而冷水刺激会使子宫收缩，也不利于胎宝宝发育。

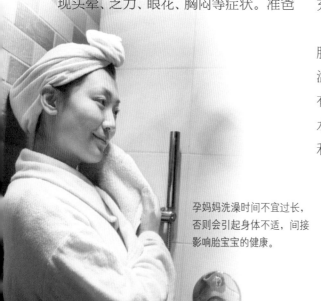

孕妈妈洗澡时间不宜过长，否则会引起身体不适，间接影响胎宝宝的健康。

孕妈妈每次洗澡以 10~20 分钟为宜，水温以 38~42℃为宜。

提醒妻子及早预防妊娠纹

准爸爸要提醒孕妈妈，从怀孕早期就应开始预防妊娠纹的产生了。适度地按摩肌肤，尤其是按摩那些容易堆积脂肪产生妊娠纹的部位，如腹部、臀部下侧、腰臀之际、大腿内外侧、乳房等，可以有效增加皮肤的弹性，减轻或阻止妊娠纹的产生。

按摩的同时也可做些皮肤护理

按摩腹部时选用橄榄油可保持肌肤滋润，让按摩更容易进行，如果有专业预防妊娠纹的按摩油效果会更好。准爸爸可以帮孕妈妈选购一些孕妇专用的预防妊娠纹的按摩油，也可以陪孕妈妈到美容院按摩，但要注意应选择天然的能增强皮肤弹性的按摩霜。

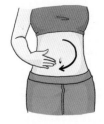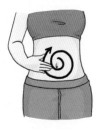

腹部：由肚脐开始，在肚脐周围顺时针方向画圈，慢慢地由小到大，按摩腹部皮肤。

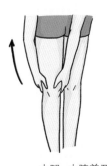

大腿：由膝盖开始，从大腿后侧往上推向髋部。

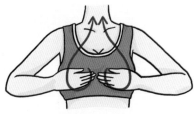

乳房：从乳沟处开始，用指腹由下往上、由内至外轻轻按摩，直到推进至下巴、脖子。

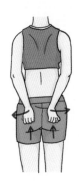

臀部：将双手放在臀部下方，用手腕的力量由下往上，由内向外轻轻按摩。

准爸爸营养小厨房

现在一个可爱的小宝宝正在孕妈妈的肚子里孕育成形，相信作为准爸爸的你也很兴奋吧？可不要只顾着兴奋，爱宝宝就拿出实际行动来吧！为孕妈妈和胎宝宝准备一顿有滋有味的饭菜，相信孕妈妈会对你赞不绝口的。

本月重点营养素

本月胎宝宝脑细胞发育非常活跃，而孕 3~6 个月是脑细胞迅速增殖的第一阶段，称为"脑迅速增长期"。这个月也是流产高发期。为预防流产，促进胎宝宝正常发育，应重点补充钙、DHA、维生素 E 等。

钙： 人体大部分的钙集中在骨骼和牙齿中，此时钙充足，不但可预防胎宝宝软骨病的发生，还可让孕妈妈远离龋齿。含钙丰富的食物有瘦肉、鸡肉、牛奶、鸡蛋黄、豆腐等。

维生素 E： 维生素 E 具有保胎、安胎、预防流产的作用，植物油、坚果和葵花子中都富含丰富的维生素 E。

DHA： DHA 是二十二碳六烯酸的简称，它是一种多不饱和脂肪酸，是胎宝宝脑神经细胞发育所必需的营养成分。DHA 能维护大脑细胞膜的完整性，并促进脑发育、提高记忆力。鲈鱼、鲤鱼、沙丁鱼、虾、核桃仁、葵花子中均富含 DHA。

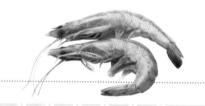

准爸爸需要做些啥

✔ 给妻子准备工作餐。外卖存在很大的卫生隐患，不利于孕妈妈和胎宝宝的健康。如果孕妈妈中午不能回家吃饭，准爸爸就为她准备工作餐，同时准备一个漂亮的玻璃饭盒和保温包，让她每天从家里带饭。

✔ 守护妻子的肠胃健康。便秘是孕期常见的不适症状，大多数孕妈妈都会遇到。准爸爸可以在日常饮食中为孕妈妈提供一些促进肠胃蠕动的食物，如香蕉、蜂蜜、果酱、麦芽糖等。另外，准爸爸还要督促孕妈妈适当运动。

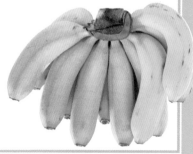

一周饮食安排

孕 3 月，孕妈妈的营养基本和孕 2 月没有明显区别，继续保持均衡摄入，合理搭配即可，在这方面准爸爸和家人需要做好饮食搭配。孕 3 月是胎宝宝大脑、心脏、骨骼的快速发育期，孕妈妈可在均衡饮食的基础上，略微补充维生素、镁等矿物质，不必刻意补充，只需在饮食上略做调整即可；可适当吃点酸甜口味的食物，缓解早孕反应。

星期	早餐	午餐	晚餐	加餐
一	牛奶核桃粥（P62） 凉拌素什锦（P62） 桃子	花卷 虾仁豆腐 糖醋莲藕（P44） 鱼头木耳汤	青菜素面 凉拌西芹百合 荷包蛋	核桃 牛奶
二	煮嫩玉米 鸡蛋 素炒圆白菜 苹果	素炒二米饭 葱爆酸甜牛肉 上汤娃娃菜	素馄饨 凉拌豆苗 韭菜炒虾仁	腰果 酸奶
三	猪血鱼片粥 凉拌小白菜 香煎三文鱼 火龙果	藜麦饭 蔬菜汤 杏鲍菇炒瘦肉 香椿苗拌核桃仁	南瓜饼（P63） 甜椒牛肉丝 蘸酱菜	蓝莓 香蕉 酸奶
四	蒸南瓜 韭菜炒鸡蛋 蒸大虾 橘子汁	牛奶馒头（P62） 松仁玉米（P63） 凉拌西蓝花 红枣莲子银耳汤	黄豆芝麻粥 桃仁鸡丁 海带豆腐汤 开心果	黄瓜 煮玉米
五	西红柿鸡蛋面 煎豆腐 炒豆芽 橙子	芸豆饭 西芹炒牛肉 香菇油菜 桂花山药	玉米饼 鸭血粉丝汤 炝炒土豆丝 苹果	苏打饼干 枣
六	煎培根 炒蛋 清煮芦笋 玉米南瓜汁	意大利面 罗宋汤 西葫芦炒虾仁 蚝油生菜	红薯粥 豆皮拌香椿苗 素炒菠菜 草莓	圣女果 小面包
日	荠菜包子 豆浆 煎鳗鱼 柚子	红枣鸡丝糯米饭（P186） 土豆烧排骨 红烧茄子 凉拌油麦菜	炒饼 西红柿炒鸡蛋 清炒小油菜 猕猴桃	蒸红薯 益血安胎饮（P63）

本月营养食谱推荐

牛奶馒头

原料：面粉 300 克，鲜牛奶 1 袋（250 毫升），白糖、发酵粉各适量。

做法：① 面粉中加入鲜牛奶、白糖、发酵粉并搅拌成絮状。② 把絮状面粉揉光亮，放置温暖处发酵 1 小时。③ 发好的面团用力揉至光滑，使面团内部无气泡；搓成圆柱，切成小块，整理成形，放入蒸笼里，盖上盖，再饧发 20 分钟。④凉水上锅蒸 15 分钟即成。

营养功效：这道主食可提高胎宝宝骨骼硬化的能力。

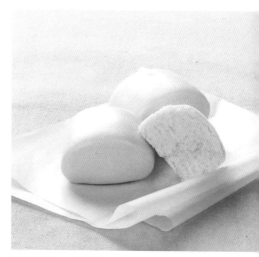

凉拌素什锦

原料：胡萝卜 1/2 根，豆腐干 1 块，莴笋、芹菜各 1/2 棵，洋葱 1/2 个，竹笋 2 根，粉丝适量，盐、白糖、香油、酱油各适量。

做法：① 豆腐干、胡萝卜、莴笋、竹笋、芹菜、洋葱分别切丝，与粉丝一同用热水焯一下，捞出放盘。② 加调味料拌匀。

营养功效：这道凉菜营养全面，能为孕妈妈和胎宝宝补充这一时段所需的各种维生素。

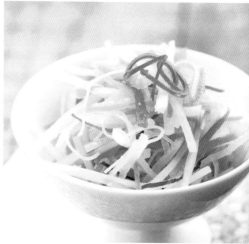

牛奶核桃粥

原料：大米 100 克，核桃仁 2 颗，鲜牛奶 1 袋（250 毫升），白糖适量。

做法：① 将大米淘洗干净，加入适量清水，放进核桃仁，中火熬煮 30 分钟。② 倒入鲜牛奶，煮沸腾之后即可。③ 食用时根据口味加入白糖。

营养功效：鲜牛奶是钙的较佳来源，核桃仁富含钙、磷、钾、磷脂等，二者搭配，营养丰富而全面，是孕妈妈的滋补佳品。

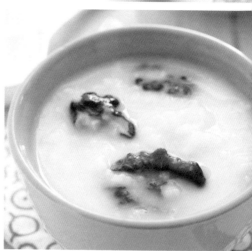

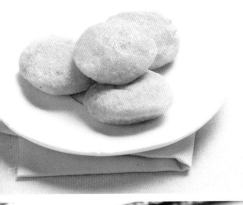

南瓜饼

原料：南瓜 300 克，糯米粉 200 克，白糖、红豆沙各适量。

做法：① 南瓜去籽，洗净，包上保鲜膜，用微波炉加热 10 分钟。② 挖出南瓜肉，加糯米粉、白糖，和成面团。③ 将红豆沙搓成小圆球豆沙馅，包入面团压成饼胚，上锅蒸 10 分钟即可。

营养功效：南瓜营养丰富，维生素 E 含量较高，有利于安胎，还有润肺益气、解毒止呕、缓解便秘的作用，有益于孕妈妈和胎宝宝的健康。

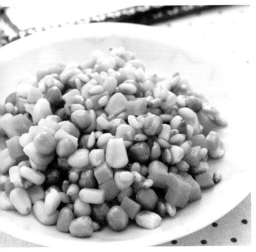

松仁玉米

原料：鲜玉米粒 100 克，胡萝卜、洋葱各半个，豌豆、松仁各 1 小把，葱花、盐、白糖、水淀粉各适量。

做法：① 胡萝卜、洋葱分别洗净切丁；豌豆、松仁分别洗净，备用。② 锅中放油烧热，放入葱花煸香，然后放入胡萝卜丁翻炒，再放入洋葱丁、豌豆、鲜玉米粒翻炒至熟，加盐、白糖调味，加松仁，出锅前用水淀粉勾芡。

营养功效：这道菜能满足本月胎宝宝骨骼、肌肉和大脑快速发育的需求。

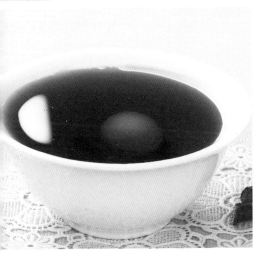

益血安胎饮

原料：桑寄生(中药店有售) 2 片，鸡蛋 1 个，红糖适量。

做法：① 将鸡蛋、桑寄生放入瓦煲，加清水煲 90 分钟，加入红糖。② 待茶已出味，蛋取出，去壳，食蛋饮茶，多饮数次。

营养功效：此饮具有强壮筋骨、养血祛风、安胎的功效，适合孕早期饮用。

准爸爸的胎教时光

准爸爸给胎宝宝做胎教，不仅可以促进这一时期胎宝宝的大脑发育，更重要的是，可转移孕妈妈的注意力，帮助孕妈妈缓解妊娠反应带来的不适，稳定情绪、愉悦心灵。还等什么呢？这就开始吧！

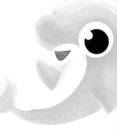

准爸爸让孕妈妈保持好的心情，宝宝也能跟着感受到快乐。

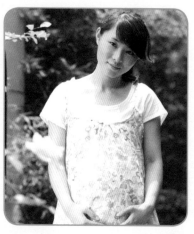

情绪胎教：户外游，换心情

孕早期准爸爸应积极带孕妈妈外出游玩，一次周末野餐或是一段郊外赏景。在大自然的山水中将自己的心境调整到安静、平和的状态，让孕妈妈感受到生活的美好。

但准爸爸一定要提前做好充分的准备，查询当天天气状况及目的地周围的环境，还要避免孕妈妈过度劳累。总之既能保证孕妈妈的健康，又可以带来好的心情。

英语胎教：带宝宝认英文字母

A（a）像一座宝塔

B（b）只是"半个"葫芦

C（c）像弯弯的月牙

D（d）挺个大肚子

E（e）像个小梳子

F（f）长得像牙刷

G（g）像大肚蝈蝈

H（h）像两个人手拉手

I（i）是一个人

J（j）像个弯弯的小尾巴

K（k）像把小剪刀

L（l）像个长筒靴

M（m）两座高山肩并肩

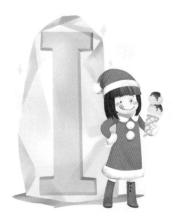

N（n）小写的 n 像拱门

O（o）圆圆的大头和小头

P（p）大 P 小 p 一个样

Q（q）大 Q 蜿蜒像条蛇

R（r）小 r 像根小禾苗

S（s）丝丝蜿蜒盘山路

T（t）大 T 像个晾衣架

U（u）是你不是我

V（v）胜利摆个"V"

W（w）是 M 翻个身

X（x）像随手画个叉

Y（y）大 Y 像弹弓

Z（z）好像数字 2

故事胎教：《大头儿子和小头爸爸》

大头儿子和小头爸爸是多么令人羡慕的一对父子啊，相信准爸爸和你的胎宝宝也会这样相亲相爱的。未来不管胎宝宝是儿子还是女儿，准爸爸都要做他(她)的好朋友，一起玩耍，一起成长。

大头儿子是个活泼可爱的小孩，小头爸爸是个宽容、开明的爸爸，他总是启发大头儿子更多的想象力，总是能满足大头儿子的一颗童心。平日里大头儿子和小头爸爸是一对好朋友，他们总是一起玩耍。

这一天，大头儿子和小头爸爸去森林里玩，在森林里造了一个小木屋。半夜里小木屋的屋顶被大风刮走了。善良的小鸟们看到父子俩住在漏风的小木屋里，就从自己的窝里飞出来，落到屋顶的树枝上挤在一起，替他们挡住大风。

天亮以后，大头儿子和小头爸爸谢过了鸟儿们，就打算到森林深处去。为了不迷路，小头爸爸用小木板设了一个路标。他们回来的时候，却发现路标被拿走了，这下子他们迷路了。尽管后来他们走了很多路才找到小木屋，可他们结识了很多有趣的猴子朋友。

在森林里，大头儿子和小头爸爸受到很多动物的热心帮助，玩得很尽兴。在离开森林回家前，他们给一个个胆小的蘑菇围上了坚固的院子，这样到了晚上蘑菇就可以安心地睡觉了。他们还在孤单的树叶床前，搭起了一架架小梯子，让小动物们可以爬上去，在树叶床上打滚、翻跟斗……

音乐胎教：儿歌《泥娃娃》

《泥娃娃》是一首快乐的儿歌，歌曲旋律优美，歌词有趣易记，是众多母亲哄小孩入睡的摇篮曲。准爸爸要用欢快的调子唱给胎宝宝听，告诉他，他是最幸福的宝宝。

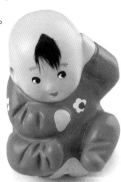

泥娃娃泥娃娃，一个泥娃娃。
也有那眉毛也有那眼睛，眼睛不会眨。
泥娃娃泥娃娃，一个泥娃娃。
也有那鼻子也有那嘴巴，嘴巴不说话。
他是个假娃娃，不是个真娃娃。
他没有亲爱的妈妈，也没有爸爸。
泥娃娃泥娃娃，一个泥娃娃，
我做他妈妈，我做他爸爸，
永远爱着他。

胎宝宝能聆听声音了

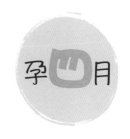

准爸爸，你知道吗？孕妈妈腹中的这个小家伙已经能够聆听声音了，虽然他的耳朵还没有发育完全，但是如果孕妈妈的肚皮有了震动，他就会产生反应。胎宝宝现在已经能"动手动脚"，弯曲、伸展手和脚了。你可以和他对话了，他会很热情地回应你呢！

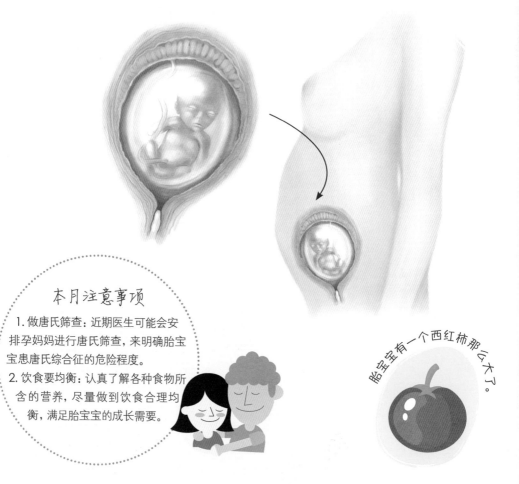

胎宝宝有一个西红柿那么大了。

本月注意事项

1. 做唐氏筛查：近期医生可能会安排孕妈妈进行唐氏筛查，来明确胎宝宝患唐氏综合征的危险程度。

2. 饮食要均衡：认真了解各种食物所含的营养，尽量做到饮食合理均衡，满足胎宝宝的成长需要。

孕妈妈的身体变化

孕4个多月的肚子，怎么也藏不住了，因为子宫已经长到小孩的头一样大小，乳房继续增大，乳晕颜色变深。妊娠反应开始逐渐消失，胃口好转，但是可能还会有沉重感，尿频的情况也会依然存在。

孕妈妈的情绪变化

虽然此阶段妊娠反应的停止、呕吐的消失使孕妈妈的身体好转，但怀孕还是会给孕妈妈带来许多不适。很多孕妈妈会出现精神不适现象，表现为烦躁、情绪难以控制等，孕妈妈要有意识地自我调整，准爸爸也要体贴孕妈妈。

你的宝宝长这样

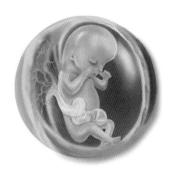

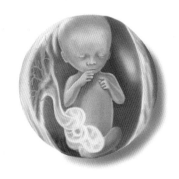

孕 13 周　宝宝能感受到声音

身长 65~78 毫米，重 13~20 克。

虽然宝宝的耳朵大约到他 24 周时才会完全发育成形，但孕 13 周，他已经可以通过皮肤的震动来感受声音，孕妈妈可以放一些优美的胎教音乐给他听了。

孕 14 周　宝宝在练习呼吸

身长 80~93 毫米，重约 25 克。

虽然离出生还早，但宝宝已经开始练习呼气和吸气。不过在这个充满液体的世界中，生长所需要的氧气还需要通过孕妈妈来提供。

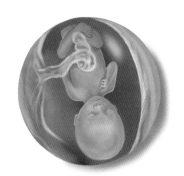

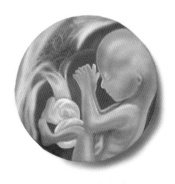

孕 15 周　宝宝长出了眉毛

身长 104~114 毫米，重约 50 克。

宝宝长出了眉毛，宝宝的皮肤薄而透明，可以清晰地看见肋骨和遍布全身的血管，胎毛开始慢慢覆盖全身，以调节宝宝的体温。

宝宝的听觉系统还在继续发育，通过羊水的传导他可以听到妈妈的心跳和说话的声音，但还不能辨别具体是什么声音。

孕 16 周　可以知道宝宝的性别了

身长 108~116 毫米，重约 80 克。

宝宝的关节可以活动了，骨骼也越来越硬并开始钙化。肌肉对来自外界的刺激有了反应，神经系统可以指导全身动作协调性。所以此时的宝宝非常活泼，子宫内的空间足够他用来进行乱踢、乱翻等高难度的动作，但羊水足够多，所以孕妈妈可能还感觉不到他在里面的运动。

陪孕妈妈做产检

孕期，由于生理和心理变化的影响，孕妈妈会经常忘记一些事情，可能医生前面刚叮嘱完，一会儿孕妈妈就忘记了。因此，准爸爸在陪检时，需要把注意事项记录下来，督促孕妈妈照做。

本月产检项目

☐ 体重检查：若怀孕期间每周平均体重增加超过 0.5 千克时，多有水肿或隐性水肿。

☐ 血压检查：检测孕妈妈是否患有高血压或低血压。

☐ 水肿检查：如果出现下肢水肿，指压时有明显凹陷，休息后水肿不消退时，建议赶紧测量血压，以防妊娠高血压疾病。

☐ 唐氏综合征筛查（简称唐氏筛查）：唐氏筛查是化验孕妈妈血液中的甲胎蛋白（AFP）、人绒毛膜促性腺激素（HCG）、游离雌三醇（uE3）和抑制素 A（Inhibin-A）的浓度，并结合孕妈妈的年龄，运用计算机精密计算出孕妈妈怀有唐氏综合征胎宝宝的概率。

☐ 测量宫高、腹围：测量宫高和腹围是直接获得胎宝宝生长数据的方式。每次产检时都要测量宫高及腹围，测量方法都是一样的。

☐ 尿常规：便于医生了解肾脏的情况。

☐ 血常规：例行检查，随时监测孕妈妈的身体状况。

注：以上产检项目可作为孕妈妈产检参考，具体产检项目以医院及医生提供的建议为准。

关于产检准爸爸要知道的

产检时间又到了，准爸爸提前了解一下孕妈妈需要做哪些准备，让产检更省时。

1 做唐氏筛查前需空腹

唐氏筛查能有效降低唐氏综合征胎宝宝出生的概率，是孕妈妈必做的产前检查项目。做唐氏筛查时需要空腹抽血，前一天晚上 10 点以后不要吃东西、喝水。

2 做白带检查前的准备

孕妈妈在做白带检查前一天应避免同房。前 3 天还要避免冲洗阴道，否则会影响检查结果。检查前一天可用清水适当清洗一下外阴，并注意饮食，不要吃过多油腻、不易消化的食物，不饮酒。

3 不要惧怕羊膜腔穿刺

如果医生建议孕妈妈做羊膜腔穿刺以进一步确认胎宝宝的健康状况，就需要配合医生，不要一听到"穿刺"就胆战心惊。化验结果 15 天左右才出来，准爸爸可以为孕妈妈提前预约检查时间。

听专家说产检报告单

本月，除了一些常规产检项目，如血常规、尿常规、血压、体重、白带检查等，胎宝宝满16周后，要进行唐氏筛查。孕妈妈和准爸爸拿到产检报告单如果看不懂，不要担心，听听专家怎么说。

看懂你的白带检查报告单

白带检查主要包括阴道清洁度、微生物（真菌、滴虫、淋球菌等）检查。

阴道清洁度常用pH来表示，正常时pH为4.5，患有滴虫性或细菌性阴道炎时白带pH可大于5或6。

看懂你的唐氏筛查报告单

唐氏筛查是一项排畸检查，但唐氏筛查只能筛检出60%~70%的唐氏综合征患儿，并且只能判断胎宝宝患有唐氏综合征的概率，不能明确胎宝宝是否患上唐氏综合征。如果筛查结果是高危，可通过进行羊膜腔穿刺或绒毛活检进一步确定。

HCG：人绒毛膜促性腺激素，医生会依据该数据连同孕妈妈的年龄、体重及孕周通过计算机测算出胎宝宝患唐氏综合征的风险度。

AFP：是女性怀孕后胚胎肝细胞产生的一种特殊蛋白，作用是维护正常妊娠，保护胎宝宝不受母体排斥（起保胎作用）。这种物质在怀孕第6周时就出现了，随着胎龄增长，孕妈妈血液中的AFP含量越来越多，最多时可达1毫克/毫升。胎宝宝出生后，妈妈血液中的AFP含量会逐渐下降至20微克/毫升（相当于健康人的正常含量）。

风险度：是一个比值。一般来讲，这个比值低于1/270，就表示风险度较低，胎宝宝患唐氏综合征的概率很低。

结果："低风险"即表明患病概率低，孕妈妈大可放心。但万一出现"高危"字样，孕妈妈也不必惊慌，因为高风险人群中也不一定都会生出唐氏儿，这还需要进行羊水细胞染色体核型分析来确诊。

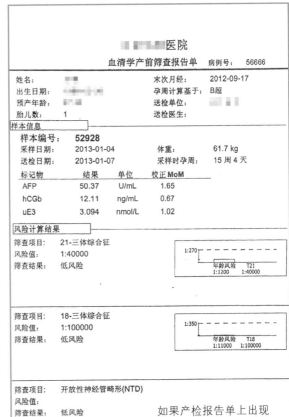

如果产检报告单上出现"高风险"字样，孕妈妈需进一步做羊膜穿刺以便确诊。

本月生活细节注意事项

孕4月孕妈妈的妊娠反应开始消退，此时可以大大地松口气了，但由于身体的变化，在生活上对一些细节问题还需要注意，如乳房的护理等。此时，准爸爸要关注孕妈妈衣、食、住、行等小细节。

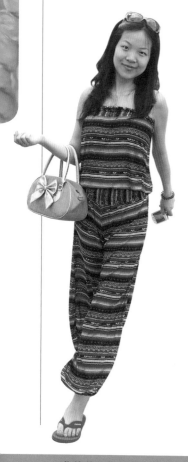

可以旅行了

经过了前3个月的小心翼翼，到了孕4月，憋了3个月的孕妈妈终于可以外出旅行了。此时胎盘已经完全形成，并扎根于子宫中，胎宝宝现在很稳定，所以孕4月到孕5月这段时间，是最适合孕妈妈外出旅行的时间。趁着这段美好的孕期，准爸爸赶紧带孕妈妈出行吧。

制订合理的旅行计划

怀孕后的女性出行毕竟与孕前出行不一样，考虑到身体因素，还是要谨慎，准爸爸要为孕妈妈做好出行计划。

1. 孕妈妈旅行不宜过度疲劳，所以行程不宜紧凑，旅行团一般不适合孕妈妈参加，定点旅行、半自助式的旅行方式则比较适合。

2. 在旅行地点的选择上，宜选择人少，气候比较好的地点，而且不要安排爬山等活动，宜提前了解旅行地的交通、医疗等状况。

3. 在旅行时间的安排上，宜选择非节假日。通常节假日出行，各地旅行的人都比较多，交通、饮食都比较乱，不

准爸爸要做的事

本月末，孕妈妈可能就会感觉到胎宝宝的"大动作"了。胎宝宝很喜欢准爸爸的声音，因此，准爸爸本月就多陪孕妈妈做运动，多给胎宝宝讲讲外面的世界。

带孕妈妈去旅行
准爸爸准备好旅行的必需用品，陪孕妈妈一起去散散心吧，记得照顾好孕妈妈，别让她太疲惫。

做唐氏综合征筛查
一般在怀孕第15~20周会进行一次唐氏筛查。准爸爸要提醒孕妈妈做此项检查。

支持妻子瘦孕
支持妻子根据胃口等情况合理调整体重，避免体重过重或过瘦，从而影响宝宝生长发育健康及母体情况。

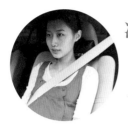

准爸爸带孕妈妈一起自驾出游时，一定要提醒孕妈妈系好安全带，并且每隔一段时间就停下来走一走。

适合孕妈妈。此外，孕妈妈在计划出行前，最好向熟悉的医生咨询一下自己的身体情况是否适合出行，医生也会根据孕妈妈的情况给出出行建议。

孕妈妈乘飞机须知

航空公司一般对孕 8 月以内的健康孕妈妈乘机没有限制，但孕妈妈选择飞机旅行时，还是要注意：

1. 孕妈妈在办理登机牌时，可向工作人员说明情况，看是否能够换到靠前及靠近过道的位置。

2. 安检时告知工作人员，请他们帮忙拎行李，安排登机。

3. 若座位不舒服，可向工作人员要靠垫。

4. 行李安放可请工作人员帮忙。

孕妈妈旅行注意事项

* **别忘记带上小零食** 孕妈妈容易饿，外出时可能无法及时找到餐馆，因此在旅行中常备一些小零食，以备不时之需。

* **准备个小靠垫** 旅行中久坐或者久站会令孕妈妈腰部酸痛，所以提前准备个小靠垫是非常有必要的。

* **要穿宽松舒适的平底鞋** 旅行时难免要走路，而且孕妈妈到下午时，脚可能会有些肿，所以一双合脚的舒适的平底鞋也是必需的。

* **旅行过程中一定不要憋尿** 随着子宫的增大，孕妈妈可能会出现尿频的现象，旅行中可能会遭遇找不到卫生间的情况，所以孕妈妈要充分利用休息停顿的时间方便。

* **注意饮食安全** 要按时吃饭，避免进食不熟、生冷、不干净的食物。

帮妻子做乳房护理
帮助妻子牵拉改善乳房血液循环，增加乳头的韧性。

陪妻子一起晒太阳
多晒晒太阳可以促进钙吸收，天气好的时候，准爸爸可以陪孕妈妈在阳光下散散步，促进钙的吸收。

陪妻子一起做瑜伽
孕期瑜伽好处多多，可以让孕妈妈身体更灵活，身心更舒畅。准爸爸和孕妈妈一起学习瑜伽吧。

给妻子补钙
如果钙质供给不及时，则不利于孕妈妈的健康和胎宝宝的发育，准爸爸要提醒孕妈妈注意补钙。

提醒孕妈妈正确喝水

孕妈妈因为尿频和内分泌变化，对水分的需要比平时要多。准爸爸要提醒孕妈妈掌握健康饮水的原则，既要保证及时补充水分，又要避免不良水质的危害。

早晨为孕妈妈准备一杯温开水

孕妈妈起床后，准爸爸为她准备一杯新鲜的温开水。在早饭前 30 分钟喝200 毫升 25~30℃的新鲜的温开水，可以帮助孕妈妈温润胃肠，使消化液充分分泌，以促进食欲，刺激肠胃蠕动，有利于定时排便，防止痔疮、便秘。早晨空腹饮水，水能很快被胃肠吸收进入血液，使血液稀释，血管扩张，从而加快血液循环，补充细胞丢失的水分。

口渴才喝水是误区

孕妈妈不要感到口渴再喝水，口渴说明体内水分失衡。孕妈妈最好定时饮水，次数不限，但保证一天共饮水 1600毫升就差不多了。

孕妈妈不要喝这些水

* **没烧开的自来水** 自来水中的氯与水中残留的微生物会对身体有损害，应烧开后再饮用。

* **久沸的开水** 水在反复沸腾后，水中的亚硝酸银、亚硝酸根离子以及砷等有害物质的浓度相对增加。长期喝久沸的开水，会导致血液中毒。

* **在热水瓶中贮存超过 24 小时的开水** 随着瓶内水温的逐渐下降，水中含氯的有机物会不断地被分解成为有害的亚硝酸盐，对身体的内环境极为不利。

* **保温杯沏的茶水** 将茶叶浸泡在保温杯的水中，多种维生素被大量破坏，茶水苦涩，有害物质增多，饮用后易引起消化系统及神经系统的紊乱。另外，茶叶中含有咖啡因，不利于胎宝宝的生长发育，孕妈妈最好不喝茶水。

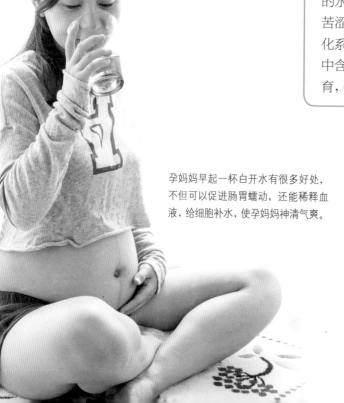

孕妈妈早起一杯白开水有很多好处，不但可以促进肠胃蠕动，还能稀释血液，给细胞补水，使孕妈妈神清气爽。

如果怀孕后发现有蛀牙，需要补牙或拔牙，要把治疗时间安排在怀孕的第 4~6 个月，因为头 3 个月和后 3 个月内治疗可能诱发流产。

妻子患有牙病怎么办

怀孕期间用药会影响胎宝宝发育，所以很多孕妈妈即使患有牙病，也会选择一忍再忍。其实这是完全没有必要的，准爸爸要带孕妈妈及时去看牙医，医生会根据具体情况拟定治疗方案。

牙病要及时就医

有些孕妈妈在发生牙病时不愿就医，其实这是非常不明智的。及时诊治，孕妈妈才不会被牙疼困扰。孕妈妈自身的健康就是对胎宝宝最好的保护。而且牙病如果已经严重了但又得不到及时的诊治，可能会影响孕妈妈的分娩。

孕中期治疗牙齿比较好

孕中期的孕妈妈身体和胎宝宝发育比较稳定，此时治疗牙齿比较好。而孕早期和孕晚期最好不要进行牙齿疾病治疗，因为在孕早期胎宝宝的器官尚在发育，而孕晚期孕妈妈因为紧张和疼痛会造成宫缩，易导致提前分娩。

慎拍 X 光片

一些需要拍 X 光片的牙病，不能在孕期进行，因为拍 X 光片对胎宝宝会造成一定的影响。所以，孕妈妈一定要在检查前告知医生自己已怀孕，再请医生酌情诊治。

及早关注牙齿

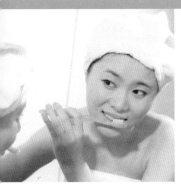

勤刷牙
除了正常的早晚刷牙之外，如果午饭后要小睡，最好再补刷一次。

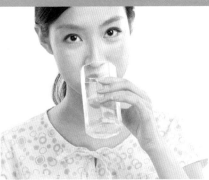

勤漱口
除了一天三次刷牙，每次吃完东西都要用温水或医生指定的漱口水漱口。

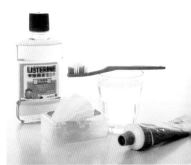

选择好牙刷和牙膏
选择软质、细毛的牙刷，使用具有一般清洁功能的牙膏就可以。

督促孕妈妈护理宝宝的"粮袋"

准爸爸在平时督促孕妈妈爱护乳房，不仅能让妻子的乳房更健康，还能为今后给宝宝进行母乳喂养打下良好的基础。适当的孕期乳房护理能够促进分娩后的泌乳，同时还能够改善乳房皮肤弹性，防止乳房松弛下垂。准爸爸要提醒孕妈妈做好乳房护理，共同为保护好宝宝的"粮袋"做出努力。

开始做乳房护理

孕期对乳房多关注一点点，会让孕妈妈在母乳喂养之路上前行一大步。对，就是这么简单而神奇！适当的孕期乳房护理能够帮助乳腺发育，疏通乳腺管，从而促进分娩后的泌乳。同时，孕期乳房护理能够改善皮肤弹性，防止乳房松弛下垂。

孕期乳汁异常要警惕

从孕早期开始乳腺就受激素作用在增长了，到了孕中晚期增长的速度会加快。有一些孕妈妈会在孕中晚期发现有乳汁分泌，这是很正常的。不过仍要小心乳头上是否有其他不正常的非乳汁液体流出来，这可能表示有潜在的乳房疾病。

纠正乳头凹陷

先天形成的乳头凹陷很可能会影响乳汁的顺畅排出，从而影响产后的哺乳，因此要在孕期及时纠正。在孕中期，孕妈妈可将拇指和食指相对地放在乳头左右两侧，缓缓下压并由乳头向两侧拉开，

护理乳房的方法

* **坚持支托** 乳房日益增大，此时不能为了舒服和方便就不戴文胸了，要记住文胸的作用就是维持正常而又美观的乳房外形。所以一定要选购合适的文胸，并且坚持每天穿戴，包括哺乳期。注意文胸不能太紧也不能太松，太紧了不舒服且压迫乳房，太松了则起不到支撑的作用。

* **经常按摩** 要经常按摩乳房，方法为：由乳房周围向乳头旋转按摩，至乳房皮肤微红时止，最后提拉乳头5~10次。每天早晨起床和晚上睡觉前，分别用双手轻柔按摩5~10分钟。不仅可以缓解孕期乳房的不适，为哺乳期做准备，还能在产后使乳房日趋丰满而有弹性。

* **坚持清洁** 清洁乳房不仅可以保持乳腺管的通畅，还有助于增加乳头的韧性、减少哺乳期乳头皲裂等并发症的发生。

* **坚持护理** 如果乳房胀得难受，可以每天用毛巾热敷，并进行轻柔的按摩，以促进胸部血液循环和乳腺的发育。

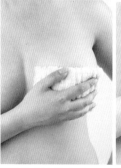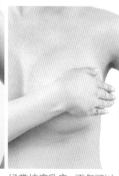
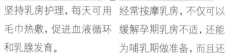

坚持乳房护理，每天可用毛巾热敷，促进血液循环和乳腺发育。

经常按摩乳房，不仅可以缓解孕期乳房不适，还能为哺乳期做准备，而且还能在产后使乳房丰满有弹性。

牵拉乳晕皮肤及皮下组织，使乳头向外突出，重复多次。随后捏住乳头向外牵拉，每日 2 次，每次 5 分钟；或者用一手托住乳房，另一手的拇指和中指、食指抓住乳头转动并向外牵拉，每日 2 次，每次重复 10~20 次。由于刺激乳头时可能会引起孕妈妈的子宫收缩，过早进行纠正的话有可能会引起流产、早产，所以孕妈妈一定要在保证进入孕中期之后再进行纠正，如有不适感立即停止并就诊。

帮妻子准备孕妇文胸

怀孕时，乳房是从下半部往外扩张的，增大情形与普通文胸比例不同，所以最好选用孕妇专用文胸。这类文胸多采用纯棉材料，且罩杯、肩带等都经过特殊的设计和处理，一般不会压迫乳腺组织和乳头。另外，准爸爸尽量为孕妈妈选择透气性好的文胸，如果两面都能透气就更好了。还有一种文胸是带按摩功能的，罩杯内侧的按摩颗粒随着孕妈妈的运动和体温的变化而对乳房起到按摩的作用。临近预产期，准爸爸还要提醒孕妈妈要准备好哺乳文胸，方便哺乳。

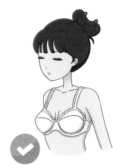

文胸要选择透气性好、尺寸合适的，不能太松也不能太紧。

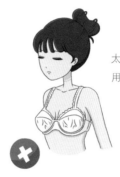

太松的文胸起不到支撑作用，太紧了则会压迫乳房。

文胸的正确穿戴方法

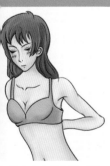

1. 将上身向前倾斜 45°，让乳房自然恰当地倾入罩杯内，再扣上背扣。

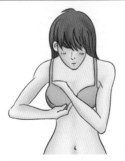

2. 用手将乳房完全托住放入罩杯，并把胸部侧边的肌肉充分推入罩杯内。

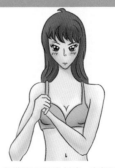

3. 肩带调至适当长度，肩部感觉自然舒适无压力即可。

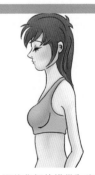

4. 调整背部的横带和胸前罩杯位底部成水平。

孕期"做爱做的事"

孕妈妈在怀孕期间，受心理因素和内分泌的影响，性欲会有所下降或变得强烈。只要避开孕早期 3 个月和孕晚期 3 个月，孕妈妈和准爸爸一样可以"做爱做的事"。

孕期性生活的好处

有些孕妈妈惧怕性生活，害怕阴茎触及胎宝宝的头部，进而影响胎宝宝智力。但是事实却正好与此相反，妊娠中的性生活不仅有利于父母感情升华，而且更有利于胎宝宝的发育。充满愉悦的激素会促进胎宝宝脑神经的发育。

孕期房事讲究多

孕期，如果性生活时不注意卫生会对胎宝宝造成伤害，也可能使孕妈妈患上一些妇科疾病，因此孕期性生活要格外讲究。

不可缺少安全套

孕期性生活最好使用安全套，这是因为男性精液中的前列腺素被阴道黏膜吸收后，可促使怀孕后的子宫发生强烈的收缩，不仅会引起孕妈妈腹痛，还易导致流产、早产。

事前清洁很重要

孕期性生活一定要注意清洁卫生，这是因为处于特殊时期的孕妈妈更容易感染病菌。所以孕妈妈和准爸爸在性交前要排尽尿液、清洁外阴和生殖器。孕妈妈在性交后也要立即排尿并洗净外阴，以防引起上行性泌尿系统感染和宫腔内感染。

身体不适莫勉强

性交过程中，孕妈妈如果感到腹部发胀或疼痛，应该暂时中断休息一会儿，等胀痛感消失后，再继续。如果一种体位让孕妈妈很不舒服，应要求更换其他的体位。准爸爸也要时刻关注孕妈妈的反应，双方亲密配合，才会让孕期性生活更快乐。

孕期性生活要选择安全的体位

宜使用的体位	原因
侧卧式	准爸爸侧卧，孕妈妈仰卧，同时将双腿搭在准爸爸双腿上，这样可面对面使腹部免受压迫
男上女下式	准爸爸在上面，但应注意双手支撑，以免对孕妈妈腹部造成压迫，这种姿势可一直运用到腹部隆起过大为止

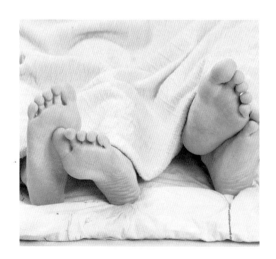

孕妈妈应在晚上 11 点前上床睡觉，上午 10 点到下午 3 点之间出门要尽量避免日晒，可有效改善皮肤状态。

妻子的皮肤变脆弱了怎么办

怀孕后身体激素的改变加上新陈代谢加快，使很多孕妈妈的皮肤变得跟怀孕前不太一样，有的变得更细腻润滑，也有的变得粗糙容易过敏。不论是哪种情况，准爸爸都要让妻子做好皮肤的保养护理，才有可能拥有健康美丽的皮肤。

怀孕会影响皮肤

怀孕后色素沉着。不少孕妈妈发现自己的皮肤颜色变深了，乳头、乳晕及外生殖器等部位的皮肤颜色改变尤其明显，而脸上的痣与雀斑，看起来颜色也比孕前要深。还有孕妈妈脸上出现了清晰的对称性斑块，也就是俗话说的妊娠斑或者叫"蝴蝶斑"。

孕期肤质也会发生改变。有一些孕妈妈会惊喜地发现自己的皮肤变好了，变得红润、细腻、光滑。但有的孕妈妈则会感觉自己面部变得油腻、粗糙，甚至敏感脆弱，可能会因为用一些普通的日用品，比如像肥皂和清洁剂，或者晒太阳而引起皮肤过敏，然后反复出现皮疹和瘙痒。

应对有方法

怀孕中产生的这些皮肤变化因人而异，与怀孕后雌性激素、孕激素以及新陈代谢的改变有关，通常在宝宝出生后，大部分孕妈妈的这些变化就会逐渐地消失，孕妈妈不必因此太过烦恼。不过如果准爸爸让妻子从孕期就开始注意从清洁、补水、护肤、控制体重、摄取新鲜蔬果等几方面进行护理，能有效预防、改善孕期皮肤干燥、油腻、长妊娠纹、妊娠斑等状态。

孕期改善皮肤状态的方法

* **控制体重** 多饮水，适当活动，控制体重的适度增长。

* **注意清洁皮肤** 洁肤要根据个人皮肤的特点，使用没有刺激成分、不含香料的护肤用品，最好选用专为孕妇设计的护肤品。

* **防治便秘** 便秘会使身体内的毒素排不出来，皮肤更容易受影响。

* **保证充足睡眠** 晚上 11 点至凌晨 2 点是皮肤的修复时间，应在晚上 11 点前上床睡觉。

* **注意防晒** 平时做好防晒，上午 10 点到下午 3 点之间出门要尽量避免日晒，可以涂孕妇专用防晒霜、打伞或戴遮阳帽。

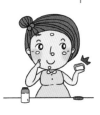

准爸爸营养小厨房

孕中期孕妈妈的孕吐反应已经减轻或消失，胃口好了起来，而且身体也需要更多的营养和能量来支持胎宝宝的快速发育，此时正是准爸爸大显厨艺的好时机。每天为孕妈妈做一些可口的菜肴，保障她和胎宝宝的营养需求，是每个好爸爸都应该做的。

本月重点营养素

进入孕 4 月，胎宝宝开始迅速生长，需要的营养物质更多，孕妈妈要摄入更丰富的营养，源源不断地供给新生命。此时需重点补充钙、维生素 D、铁等。

钙、维生素 D： 现在是胎宝宝牙根发育的时期，对钙的需求量增加。如果供给不足，胎宝宝就会抢夺孕妈妈体内储存的钙，严重缺乏时，胎宝宝也容易得"软骨病"。因此，继续补充维生素 D 和钙质，对宝宝长大后拥有一口好牙极其重要，同时也有利于骨骼发育。富含钙的食物有牛奶、奶酪、鸡蛋、豆制品、虾皮、芝麻等。富含维生素 D 的食物有海鱼、动物肝脏、蛋黄和瘦肉等。

铁： 这个阶段，胎宝宝对铁的需求量较大，致使孕妈妈容易出现贫血的症状。孕妈妈一旦发现自己有心慌气短、头晕乏力等症状时，应立即去医院咨询医生，然后合理地补充铁质。富含铁的食物有瘦肉、猪肝、猪血、芝麻酱、鸡蛋、海带等。

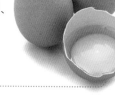

准爸爸需要做些啥

✓ 为胃口大增的孕妈妈备些零食。进入孕中期，孕妈妈的食欲大增，准爸爸可为孕妈妈准备水果、坚果等零食，让孕妈妈可以在感到饿的时候及时食用，以补充能量，防止低血糖引发眩晕。

✓ 多陪孕妈妈散步。孕期，准爸爸要带动妻子多去户外散步，呼吸新鲜空气，让孕妈妈多锻炼身体，以防体态过于臃肿。

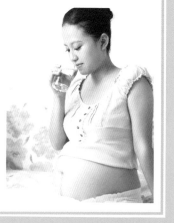

一周饮食安排

　　本月，胎盘已经形成，胎宝宝的各个器官组织迅速生长发育，包括骨骼、五官、牙齿、四肢等，大脑也进一步发育，对营养的需求也随之增加，孕妈妈千万不可忽视营养素的补充。在均衡营养的基础上，碘、钙、碳水化合物、维生素 C 和胡萝卜素也是本月孕妈妈需要适当补充的营养素。

星期	早餐	午餐	晚餐	加餐
一	芝麻玉米糊 鸡蛋 煎芦笋 山竹	紫米饭 萝卜干炒肉 素炒菠菜 海带豆腐汤	麻酱花卷 西红柿鸡蛋汤 珊瑚白菜 (P81) 百合烧牛肉	核桃花生浆 火龙果
二	奶酪三明治 牛奶 牛油果蔬菜沙拉	香菇鸡汤面 胡萝卜炒肉 蒜蓉油麦菜 苹果	南瓜香菇包 炒三丁 紫菜虾皮汤	梨 酸奶
三	香菇荞麦粥 (P80) 牛奶蒸蛋 凉拌西红柿 火龙果	煎饺 丝瓜瘦肉汤 蒸南瓜 油桃	西葫芦糊塌子 虾酱蒸鸡翅 (P80) 干烧菜花 蘑菇汤	蜜橘 核桃仁
四	面包片 牛奶 蔬菜沙拉	海带焖饭 (P81) 清蒸鲈鱼 素炒三丝 桂花绿豆汤	黑豆粥 凉拌黄瓜 芹菜香干 萝卜炖羊肉	麦麸饼干 甜瓜
五	牛奶馒头 (P62) 煎小黄鱼 清炒苦瓜 香蕉	海鲜炒饭 油菜虾仁 炝炒四季豆 银耳花生汤 (P81)	虾肉水饺 (P80) 猪肝拌菠菜 豆苗拌核桃仁 蒸红薯	黄桃 牛奶
六	百合粥 鸡蛋 凉拌金针菇 烫生菜	胡萝卜肉饼 鸡丁烧仙贝 凉拌藕片 鸭血青菜汤	南瓜饼 (P63) 肉片粉丝汤 素炒空心菜 香菇酿豆腐	柚子 李子
日	阳春面 (P96) 凉拌樱桃萝卜 蒸白菜卷	二米饭 松仁鸡丁 什锦西蓝花 生菜干贝汤	香菇疙瘩汤 彩椒炒肉 芦笋蛤蜊	樱桃 菠萝

本月营养食谱推荐

虾肉水饺

原料：面粉 300 克，五花肉 100 克，虾仁 4 只，冬笋末、香油、盐各适量。

做法：① 虾仁洗净切碎；五花肉洗净，剁碎，加盐、虾仁、香油、冬笋末拌成馅。② 面粉加水揉成面团，略饧，揉匀，揪剂，擀成饺子皮，包入馅料成饺子。③ 饺子入开水中煮，浮起后再继续煮约 3 分钟，开锅点冷水，煮熟即可。

营养功效：虾肉水饺滋阴、养胃，有利于胎宝宝大脑的发育。

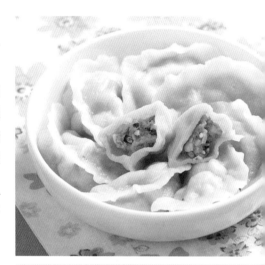

虾酱蒸鸡翅

原料：鸡翅 6 只，虾酱 2 小匙，葱段、姜片、酱油、料酒、水淀粉、盐、白糖各适量。

做法：① 洗净鸡翅，沥干水分，在翅上划几刀，用酱油、料酒、水淀粉和盐腌制 15 分钟。② 将腌好的鸡翅放入一个较深的容器中，加入虾酱、姜片、白糖和适量的盐拌匀，盖上盖。③ 放进蒸锅中用大火蒸 8 分钟，取出加入葱段；再放入蒸锅中用大火蒸 2 分钟，取出码入盘中即可。

营养功效：对胎宝宝大脑和各器官的发育很有好处。

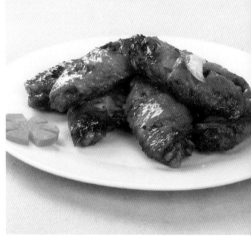

香菇荞麦粥

原料：大米 100 克，荞麦 50 克，干香菇 2 朵。

做法：① 干香菇浸入水中，泡开，切成丝。② 大米和荞麦分别淘洗干净，放入锅中，加适量水，开大火煮。③ 沸腾后放入香菇丝，转小火，慢慢熬制成粥即可。

营养功效：荞麦含有蛋白质、多种维生素、膳食纤维、镁、钾、钙、铁、锌、铜、硒等营养素，对孕妈妈和胎宝宝的健康十分有利。但荞麦较难消化，一次不宜多食。

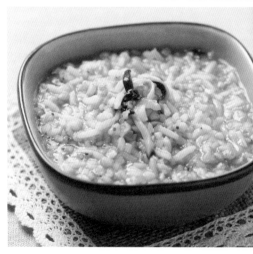

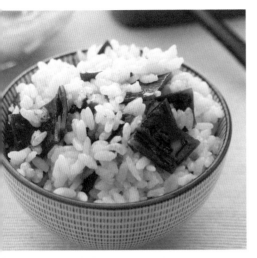

海带焖饭

原料：大米 150 克，海带 1 片，盐适量。

做法：① 大米淘洗干净；海带洗净，切块。② 锅中放入水和海带块，用大火烧开，滚煮 5 分钟后捞出备用。③ 锅中倒适量水，放入海带块、大米和盐，搅拌均匀，然后将饭煮熟即可。

营养功效：此道主食能为胎宝宝补充充足的碘，促进胎宝宝的生长发育，维持其正常的生理活动。

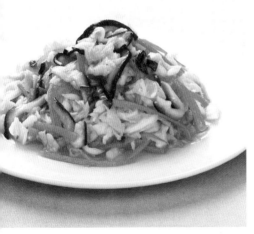

珊瑚白菜

原料：大白菜 1/2 棵，干香菇 4 朵，胡萝卜 1/2 根，葱丝、姜丝、盐、白糖、醋各适量。

做法：① 大白菜洗净，顺丝切成细条，用盐腌透沥干；干香菇泡发、洗净、切丝；胡萝卜洗净、切丝，用盐腌后沥干水。② 锅中倒油烧热，放入姜丝、葱丝煸香，再放入香菇丝、胡萝卜丝、白菜条煸熟，下入白糖、盐、醋调好味，倒入盘中即可食用。

营养功效：此菜富含多种矿物质和维生素，为胎宝宝的快速发育提供营养。

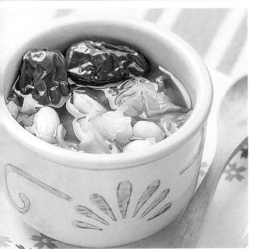

银耳花生汤

原料：银耳 2 朵，花生仁 6 颗，红枣 4 颗，白糖适量。

做法：① 将银耳用温水泡开，洗净；红枣去核。② 锅中注入清水，煮开，放入花生仁、红枣同煮，待花生仁煮烂时，放银耳同煮 5 分钟，出锅时加白糖调味即可。

营养功效：银耳含维生素 D，可促进钙的吸收，花生含优质的脂肪。孕妈妈经常喝此汤，不仅可以滋补脾胃，还能为胎宝宝本月软骨的形成提供充足的能量和营养。

准爸爸的胎教时光

准爸爸每天为孕妈妈播放一段抒情、愉悦的音乐，或者讲一个动听、温馨的小故事，能让孕妈妈放松身心、摆脱压力，保持愉悦的心情，还能促进胎宝宝的发育。

胎教不必太刻意，讲故事、听音乐都可以。

故事胎教：《棉鞋里的阳光》

胎宝宝现在正在孕妈妈的肚子里环游世界呢！伸伸小胳膊、踢踢小腿，竖起那小耳朵听听外面的声音，他在里边玩得很开心。

早晨，太阳照到了阳台上，熊妈妈在给熊奶奶晒棉被。小熊问妈妈："奶奶的棉被又没湿，为什么要晒呢？

妈妈说："棉被晒过了，阳光会钻进棉被里，奶奶盖上更暖和。"

吃过午饭，奶奶要睡午觉，妈妈收了棉被铺到床上。奶奶脱下棉鞋，躺进被窝，说："这被子真暖和！"

她舒服地睡着了。

奶奶睡着了，小熊想：让阳光也钻进奶奶的棉鞋里吧。于是，他轻轻地把奶奶的两只棉鞋摆到了阳台。奶奶醒了，小熊把棉鞋放回床前。奶奶起床了，把脚伸进棉鞋，奇怪地说："咦，棉鞋里怎么这么暖和？"小熊笑了笑，说："奶奶，棉鞋里有好多阳光呢！"

知识胎教：鱼儿为什么离不开水

宝宝，你看小金鱼在水里游来游去，可好玩了，可是它们为什么总得待在水里？它们就不能从鱼缸里出来跟大家一起玩吗？让爸爸告诉你其中的原因吧。

宝宝，你看哦，这个是小金鱼的鳃，鳃盖下面布满了鳃丝，小金鱼就是靠这些鳃丝吸收溶解在水中的氧气来维持生命。这跟我们人类要吸收空气中的氧气维持生命是一个道理。

由于鱼的鳃丝是一条一条的，在水里才能将鳃丝充分展开。如果离开了水，鳃丝就会粘到一起，使吸收氧气的面积减少，小金鱼就会因氧气不足，而喘不过气来。所以呢，小金鱼是不能离开水的。宝宝，你以后可不能调皮，把小金鱼从鱼缸里捞出来玩哦。

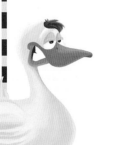

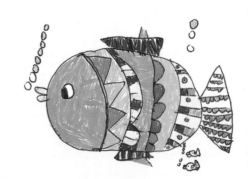

音乐胎教：儿歌《我有一个好爸爸》

在刚刚得知怀孕的那一刻，孕妈妈和准爸爸可以经常给宝宝唱唱《我有一个好爸爸》这首儿歌。这首儿歌韵律流畅，节奏明快，唱起来朗朗上口。更重要的是，准爸爸和孕妈妈一起经常哼唱，能让准爸爸时刻不忘自己的责任，好好照顾孕妈妈和胎宝宝，做一个好爸爸。

我有一个好爸爸，

爸爸爸爸，爸爸爸爸，好爸爸，好爸爸，我有一个好爸爸。

做起饭来响当当，响当当，

洗起衣服嚓嚓嚓，嚓嚓嚓，

高兴起来哈哈哈，哈哈哈，

打起屁股，啪啪啪，啪啪啪！

嗯，真是稀里哗啦！

爸爸爸爸，爸爸爸爸，好爸爸，好爸爸，我有一个好爸爸。

哪个爸爸不骂人，哪个孩子不挨打，

打是亲来骂是爱，还是那个好爸爸。

爸爸爸爸，爸爸爸爸，好爸爸，好爸爸我有一个好爸爸。

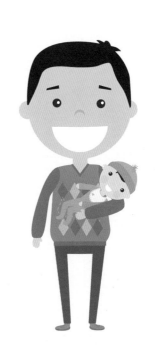

抚摸胎教：抚摸孕妈妈腹部

挑选一个安静舒适的环境，孕妈妈放松、平躺，用手从上至下、从左到右来回抚摸腹部。

在进行抚摸胎教时注意保持室内空气新鲜，温度适宜。准爸爸和孕妈妈的抚摸动作要轻柔，抚摸时间不要太长，以3~5分钟为宜，每天两三次即可，最好每天在固定时间进行。

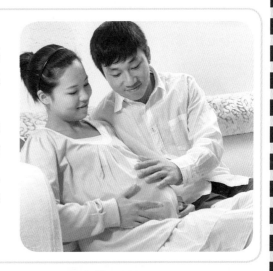

胎宝宝会"翻滚"了

此时是胎宝宝的感觉器官发育的重要时期,味觉、嗅觉、听觉、触觉、视觉等都迅速发育。胎宝宝已经能听见并且能分辨出孕妈妈和准爸爸的声音了,他还能听声音做运动,有些声音会让胎宝宝兴奋甚至跳跃,这时是胎教的好时机。

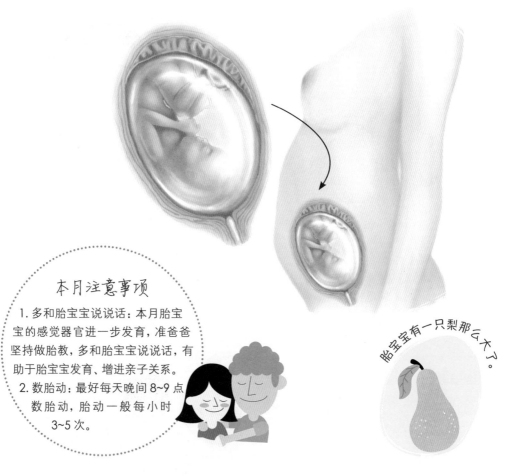

本月注意事项

1. 多和胎宝宝说说话:本月胎宝宝的感觉器官进一步发育,准爸爸坚持做胎教,多和胎宝宝说说话,有助于胎宝宝发育、增进亲子关系。

2. 数胎动:最好每天晚间 8~9 点数胎动,胎动一般每小时 3~5 次。

胎宝宝有一只梨那么大了。

孕妈妈的身体变化

孕 5 月,孕妈妈的腹部已经显现出来了。子宫在继续增大,宫底每周大约升高 1 厘米,有时孕妈妈会感到微微的腹胀或者腹痛,这是腹部韧带拉伸的结果;子宫增大会导致胃肠上移,使孕妈妈饭后出现胸闷的症状。

孕妈妈的情绪变化

本月孕妈妈的身心状况趋于稳定,开始沉浸在即将为人母的喜悦中,注意力也由关注自己而转移到胎宝宝的身上,并开始了解胎宝宝,与胎宝宝建立感情。

你的宝宝长这样

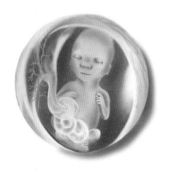

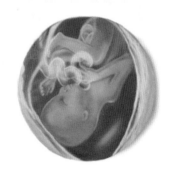

孕 17 周 开始长脂肪

本周胎宝宝的骨骼开始变硬，循环系统和尿道完全进入正常的工作状态，皮肤依然很薄，开始长脂肪，这些脂肪将会帮助胎宝宝保持体温，促进新陈代谢。胎宝宝的身长已达到13厘米左右，看上去就像一个梨，体重也和梨差不多，借助听诊器可以听到他心脏强有力的跳动声。这个时期的胎宝宝非常灵活顽皮，他常常把脐带当作玩具，兴致勃勃地拉、抓。

孕 18 周 听力发育关键期

本周胎宝宝听力系统的关键部分——大脑与耳朵信号的连接已经形成；原来偏向于两侧的眼睛开始向前集中；男宝宝和女宝宝的外生殖器更加明显，而女宝宝的阴道、子宫、输卵管都已经各就各位。胎宝宝开始"呼吸"，小胸脯一鼓一鼓的，只不过此时他呼吸的不是空气，而是羊水。在本周内，胎动会变得频繁。

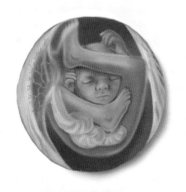

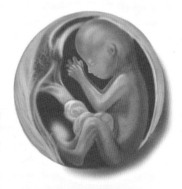

孕 19 周 大脑各区域细胞发育

本周胎宝宝约15厘米长。此时胎宝宝能够吞咽羊水，大脑中统管感觉的各区域细胞正在进行更细的分化，并开始连接；四肢已经与身体其他部分形成比例；肾脏开始初步工作。

孕 20 周 感觉器官迅速发育

本周的胎宝宝体重可达到250克左右，而且感觉器官开始迅速发展；眉毛和眼睑完全发育成熟，视网膜形成了，眼睛很活跃，会对光线作出反应，但眼睑依然闭着；味蕾正在形成，会间接使孕妈妈的饮食口味发生改变；身上出现白色的、滑滑的胎脂。

陪孕妈妈做产检

许多准爸爸陪检，大部分时候是在候诊室等待，比较无聊。其实，现在很多医院，准爸爸都有机会参与孕妈妈的产检，有可能会一起听到胎宝宝的心跳，有机会看到胎宝宝的运动、翻身，这将会给准爸爸留下深刻的印象。

本月产检项目

☐ 体重检查：通过了解孕妈妈的体重增长情况对孕妈妈进行合理的饮食指导。

☐ 血压检查：检测孕妈妈是否患有高血压或低血压。

☐ 尿常规：便于医生了解孕妈妈肾脏的情况。

☐ 听胎心音：贴在孕妈妈的腹部听胎心音，取脐部上、下、左、右四个部位听。孕妈妈的家人也可听胎心音。

☐ 胎动：胎动的次数、快慢、强弱等可以提示胎宝宝的活动状况。

☐ 测量宫高、腹围：参考这两项数值来了解胎宝宝的大小及增长情况。

☐ 血常规：例行检查，及时监测孕妈妈身体健康状况。

注：以上产检项目可作为孕妈妈产检参考，具体产检项目以医院及医生提供的建议为准。

关于产检准爸爸要知道的

许多孕妈妈回忆说，做 B 超时，准爸爸眼里流露出的幸福会让孕妈妈也很愉悦。那么，准爸爸除了陪伴，还需要做哪些准备呢？

1 做 B 超前的注意事项

做大排畸检查之前，需要注意的是，孕妈妈检查前不需要空腹，快轮到自己的时候，排空尿液即可。如果因为体位等因素，无法看清胎宝宝的面部和其他部位，可以出去走走再回来继续检查。

2 测量宫高、腹围别紧张

测量腹围时可以取立位或仰卧位，测量宫高一般是仰躺并排空尿液。这两项检查都没有疼痛感，孕妈妈不必紧张，保持平稳的呼吸即可。

3 测量胎动注意时间点

胎动是有一定规律的，标志着胎宝宝在子宫内睡觉和苏醒的转换。一般在上午 8~12 点比较均匀，下午 2~3 点最少，以后逐渐增多，晚上 8~11 点又增至最高。如果测量时胎宝宝正好睡着了，可以抚摸腹部，把胎宝宝唤醒。

听专家说产检报告单

本月产检，孕妈妈可以更加仔细地了解胎宝宝的发育状况，准爸爸和孕妈妈一起来看看怎么看懂报告单吧。

大排畸检查，能检查出什么

大排畸检查最好在孕 20~24 周做，这个时候，胎宝宝在子宫内的活动空间较大，图像显影比较清晰。太早做大排畸检查，影响医生的诊断；太晚的话，胎宝宝太大，在子宫内的活动空间变小，检查时不能看到胎宝宝的全部情况，且羊水较多，对成像也会有影响。大排畸检查能够清楚地显示胎宝宝各脏器的情况，查看胎宝宝头、四肢、脊柱等是否有畸形，了解胎宝宝的生长发育情况。一般来说，大排畸检查能检查出大的畸形，像先天性心脏病、唇腭裂、水肿胎、多指（趾）、脊柱裂等畸形都可以检查出来。

了解你的宫高和腹围

宫高和腹围的增长是有一定规律和标准的，每次产检都要测量宫高及腹围以估计胎宝宝的发育情况。一般从孕 20 周开始，每 4 周测量 1 次；孕 28~36 周，每 2 周测量 1 次；孕 37 周后每周测量 1 次。孕妈妈也可以自己测量，方法可以参照下图，以观察胎宝宝的发育与孕周是否相符。如果连续 2 周宫高没有变化，孕妈妈需去医院检查确定原因。

测量的方法如下：

宫高的测量：用卷尺测量孕妈妈从下腹耻骨联合处至子宫底间的长度为宫高。

腹围的测量：用卷尺测量孕妈妈平脐部环腰腹部的长度即可得到。

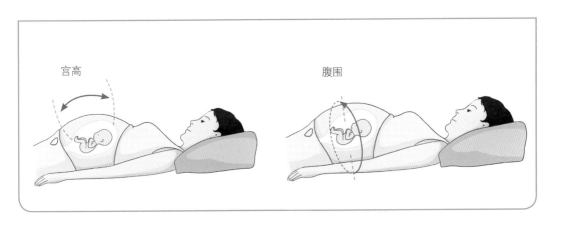

宫高　　　　　　　　　　　　腹围

本月生活细节注意事项

孕5月，孕妈妈的腹部渐渐隆起，腰身变粗，动作也开始变笨拙了，孕妈妈穿衣、睡卧，以及行走都要注意了。孕期生活无小事，准爸爸和孕妈妈宜细心、谨慎，但也不必太过小心翼翼。

和妻子数数胎动

一般来说，孕妈妈在孕18~20周就能感觉到胎宝宝在肚子里蠕动了，而孕28~38周时是胎动最为活跃的时期。医生可能会从孕18周开始要求孕妈妈每天数一数胎动次数，以便了解胎宝宝的健康状况，准爸爸也一起参与吧。

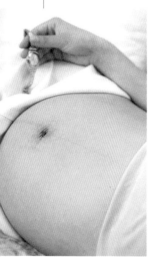

数胎动的方法

数胎动时，孕妈妈采取左侧卧位，环境要安静，心情要平静，以确保测量的数据准确。每天早、中、晚各计数胎动1小时，将3次记录的胎动数相加后乘以4，得到12小时的胎动次数。

注意：若12小时胎动次数少于20次，就有异常的可能，若12小时胎动次数少于10次，或少于平时胎动平均数的50%，则提示胎宝宝缺氧。所以一旦胎动突然减少，就需立即就医。

胎动频繁的时间

在一天之中通常上午8~12点胎动比较均匀；下午2~3点时很少感觉到胎动；到晚上6点后，胎动会逐渐增多，而晚上8~11点时胎动最为频繁。胎宝宝之所以晚上动得最多，一方面是因为他这时比较有精神；另一方面是因为这个时段临近睡觉，孕妈妈更容易静下心来感受宝宝的胎动，所以会觉得动得特别多。此外孕妈妈情绪变化强烈时，如愉悦开心或者愤怒，也会影响胎动。

准爸爸要做的事

孕5月，除了陪孕妈妈进行每次的产检外，准爸爸还可以学会听胎心，测量宫高和腹围，帮助孕妈妈养成良好的生活习惯，为孕妈妈提供生活上的帮助和支持。

测量宫高和腹围
除了定时陪孕妈妈去医院产检，准爸爸可以帮助孕妈妈每周在家自测宫高和腹围，了解胎宝宝在宫内的发育情况。

为妻子按摩小腿
孕5月，孕妈妈小腿常有酸胀的感觉。准爸爸要为孕妈妈做做小腿按摩，促进小腿、脚踝部位的血液循环，缓解疲劳。

帮妻子准备脚凳
孕中期，孕妈妈易出现下肢水肿，准爸爸可以为孕妈妈准备一个脚凳，若没有脚凳，也可以用鞋盒代替。

孕妈妈在购买孕妇装时，要以纯棉质地的为主，孕检时也最好穿裤装，以方便检查。

打造有"孕味"妻子

怀孕后的女性依然可以美丽动人，只要选对了服饰，再加上合理的搭配，孕妈妈将成为漂亮、有个性的孕妈妈。准爸爸一起来见证孕妈妈的蜕变吧，让孕妈妈把美丽、自信的一面展示出来。

如何选购孕妇装

孕妇装的色彩应以柔和、小清新为主，宜选择粉色、橙色、淡黄色、浅紫色、苹果绿等。这些柔美的颜色既让孕妈妈心情平静，也增添了一份可人的气质。

在服装风格上，孕妈妈可选择有格子或碎花的衣服，可以给家居生活带来轻松、闲适的气氛。A字形的中长款上衣，可以有效遮盖隆起的腹部，搭配紧身裤，可以从视觉上让孕妈妈显得高而瘦。

孕妇装 5 大挑选法则

* **全棉为宜** 选择天然面料是购买孕妇装不变的原则，要保证接触孕妇皮肤的贴身部分一定为全棉质地。

* **为未来而合体** 尽量选择合适自己的尺码，放远眼光，为即将迅速膨胀的未来体态做好准备。

* **重视细节，强调实用** 应该考虑到一些生完小宝宝后依然可以穿着的小细节，比如可伸缩的腰带、可脱卸的部分等。

* **兼顾哺乳，以一顶二** 最好选择那些具有哺乳功能的文胸、内衣及 T 恤，这将会给接下来的哺乳工作带来极大的方便。

* **选合适文胸，保护乳房** 怀孕期间乳房的重量增加，如果不给予恰当的支撑，日益增大的乳房就会下垂，乳房内的纤维组织被破坏后很难再恢复。所以，选择尺寸合适的文胸就尤为重要。

陪妻子买孕妇装	陪妻子散步	坚持胎教	更换床上用品
准爸爸有时间的时候陪孕妈妈逛逛街，帮她选一些漂亮的孕妇装。	准爸爸每天陪孕妈妈散步30分钟，在帮助孕妈妈控制体重的同时，增进夫妻感情。	准爸爸要和孕妈妈一起对胎宝宝进行胎教，有意识地与他对话沟通，为他讲故事、唱歌、朗诵。	孕妈妈的床单、被套要经常清洗，保持洁净。冬天的时候，准爸爸可以经常将孕妈妈的被子拿到太阳底下晒一晒。

让妻子睡个安稳觉

准爸爸一定听过孕妈妈抱怨自己睡不好，孕期睡眠质量下降是很多孕妈妈都会遇到的问题。看着妻子辗转反侧的样子，准爸爸是不是感到很着急，却又帮不上忙呢？现在就来看看该为妻子做点什么吧。

养成规律的睡眠习惯

医生会建议孕妈妈每天晚上 10 点前就睡觉，睡足八九个小时。尤其是晚上 11 点到次日凌晨 4 点这段时间内，一定要保证最佳的睡眠质量。养成有规律的睡眠习惯，晚上在同一时间入睡，早晨在同一时间起床。准爸爸要陪同孕妈妈，和她养成同样的睡眠规律。

室内环境和寝具很重要

适宜的室内温度为 20~23℃，适宜的室内湿度为 40%~60%。要经常通风，还可配合使用室内空气净化器，经常进行室内空气净化和消毒。对于孕妈妈来说，过于柔软的床垫并不适合。应该用棕床垫或在硬板床上铺适当厚度的棉垫为宜，并注意松软、高低要适宜。市面上有不少孕妈妈专用的卧具，可以向医生咨询，应该选购哪种类型的。千万不要舍不得换掉你们的高级软床垫，因为合适的床垫可以保证孕妈妈的睡眠。

正确的睡姿

仰卧时增大的子宫会压迫腹部主动脉，影响对子宫的供血和胎宝宝的发育，所以尽量不要仰卧。准爸爸要建议孕妈妈最好采取左侧卧位睡眠，这样对孕妈妈和胎宝宝都比较有利。当然，整晚只保持一个睡眠姿势是不太可能的，可以左、右侧卧位交替。

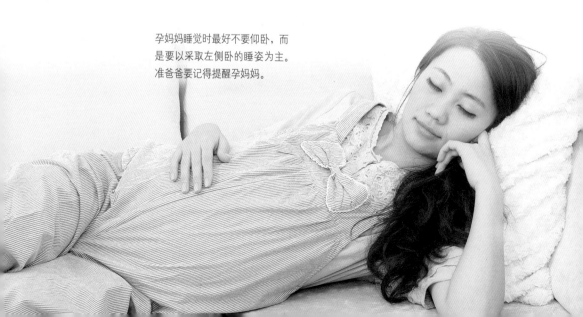

孕妈妈睡觉时最好不要仰卧，而是要以采取左侧卧的睡姿为主。准爸爸要记得提醒孕妈妈。

这些运动有助于孕妈妈分娩

孕5月，孕妈妈可以做一些运动，为分娩做准备。

骨盆运动（蝴蝶式）：坐姿，上身直立，两脚脚底相对并靠拢，脚跟尽量靠近臀部，两手抱脚，两肩自然放松，两膝像蝴蝶的翅膀一样上下运动，向下运动时使两膝尽量靠近地面。若要加强髋部肌肉拉伸，可将上身向前舒展，头朝前方但不要弯曲脊椎。如此反复，每天练习15分钟，可舒展髋部、骨盆和大腿内侧肌肉。

瑜伽（猫式）：跪趴在垫子上或床上，用两手和两膝支撑身体，两手与肩同宽。低头，腰背部向上拱起，尽量使其成圆形，然后抬头，腰背伸直，重心前移停一会儿，恢复到自然状态。孕妈妈可于每天早晚做此动作5~10次，能活动孕妈妈的骨盆，增强腹部肌肉和背部的灵活性。

瑜伽（猫式）

第一步：孕妈妈跪于垫子上，慢慢向前转移重心，使两手、两膝支撑身体。

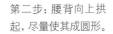

第二步：腰背向上拱起，尽量使其成圆形。

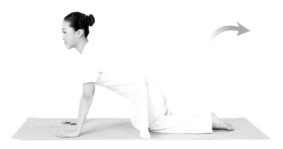

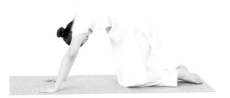

孕妈妈运动应注意

* **孕中期运动宜避免跳跃和震荡性运动**。此类运动易使胎儿遭受撞击。

* **禁止做仰卧运动**。此类运动会拉伸腹部，给胎儿发育造成影响。

* **运动前要热身**。即使是非常舒缓的瑜伽、游泳等运动，也宜先热身再做。

* **运动强度要适当**。孕妈妈在运动15分钟左右时，即使不觉得累，也宜稍事休息。

* **天气不好时**，如刮风、天气炎热等，不宜做运动。若在运动中出现不适，应及时停止运动。

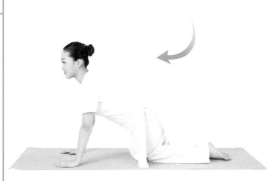

第三步：抬头，腰背伸直，程度以孕妈妈能承受为宜。

对付水肿有妙招

水肿是孕期常见的生理现象，很多的孕妈妈会出现水肿现象，如果无先兆子痫的症状，水肿可视为孕期正常现象，往往在休息或睡眠后减轻。通过调整生活方式，孕妈妈是可以从一定程度上预防并减轻正常的孕期水肿。

为什么孕期容易水肿

从孕 6 周开始，孕妈妈的血容量就会逐渐增加，到孕 34 周达到高峰的时候，血容量会比孕前增加 40% 左右，并要在这个水平上一直维持到产后 2 周才能恢复到孕前水平，这会引起体内水钠潴留，导致水肿。而日益增大的子宫也会压迫到静脉血管，影响静脉回流，使孕妈妈出现下肢水肿。如果孕妈妈水肿持续不消，或者同时还伴有心悸、气短、四肢无力、尿少等不适症状时，一定要去看医生。

水肿怎么处理

小腿或小腿以下的水肿一般只需在家休息，定期产检，注意体重变化，不必住院。若出现尿蛋白、尿比重过高、肾功能受损等情况，则必须住院观察与治疗。

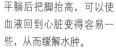

平躺后把脚抬高，可以使血液回到心脏变得容易一些，从而缓解水肿。

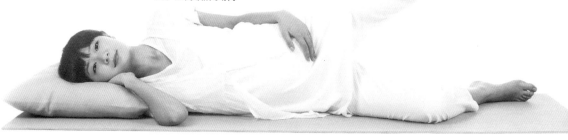

缓解水肿的对策

方法	原因
平躺，把脚抬高	平躺后把脚稍稍抬高，能够使血液更容易回到心脏，水肿也就比较容易消除了
坐着时把脚稍稍垫高	为了使腿部积存的静脉血能够回到心脏，坐在沙发或椅子上的时候，可以把脚放到小台子上
卧床时尽量用左侧位	孕妈妈应注意休息，每天卧床休息至少 9~10 小时，中午最好能休息 1 小时，左侧卧位利于水肿消退

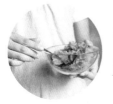

胃胀气一般在孕 34 周以后会有所缓解，孕妈妈不必过于担心。

妻子胀气别担心

准爸爸很可能听到孕妈妈抱怨自己不管吃什么都胀气。其实这是孕期的正常生理反应，且只是暂时的，感觉胀气时多摄取一些膳食纤维，多喝水，适当运动，有助于缓解胀气。

孕期胀气的原因

孕早期的胀气为激素分泌改变所致。大部分的孕妈妈，胀气较严重的时候就是在孕早期，还会伴有一些恶心、呕吐的症状，过了这段时间就会慢慢减轻。到了孕中期、孕晚期，子宫扩大，压迫大部分的消化器官，而消化系统会本能地产生气体与之抗衡，这时孕妈妈又会有胀气的感觉了，到孕 34 周后症状会逐渐减轻。如果孕妈妈本身就有肠胃方面的不适，如便秘、肠胃蠕动能力较差，或是肠胃炎等疾病，孕期胀气的时间会持续更久。

少食多餐减轻胀气

孕期感觉到胀气时，可以少食多餐，减轻肠胃消化的负担。孕妈妈胀气严重时，不妨将一天吃 3 餐的习惯改至 5~8 餐，用把每餐分量减少的方式来进食。多吃蔬菜、水果等膳食纤维含量高的食物，多喝水。此外，适当的运动也可以促进肠胃蠕动。

易胀气和便秘的孕妈妈应避免食用

* **易产气类食物** 豆类和十字花科蔬菜，如西蓝花、甘蓝中含有一种复合糖叫蜜三糖，这种糖比其他种类的糖难被人体吸收，被吸收后会产生气体。

* **含盐量多的食物** 一次性吃盐过量会让身体存水，从而产生胀气。因此要尽量避免高盐食品，如包装食品、油炸食品。

* **含糖醇高的食物** 糖醇是一种甜味剂，多存在于口香糖或其他无糖食品中。糖醇能够部分被消化，同时也会产生气体。

* **含乳糖高的食物** 有乳糖不耐症的人易胀气。如果孕妈妈喝牛奶 1 小时内感到胀气或腹泻，甚至更严重，很有可能有乳糖不耐的症状。多吃些含膳食纤维量高的蔬菜，可以促进肠胃蠕动，减轻胀气。

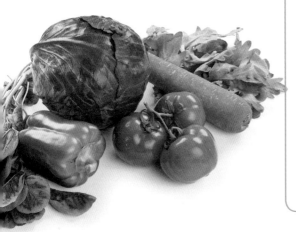

准爸爸营养小厨房

本月是胎宝宝骨骼和牙齿发育的关键期,同时大脑开始分区,此时要特别注意补充钙、硒等营养素。准爸爸要将更多的精力放到为孕妈妈增加营养上,食物花样要不断变换,还要格外注意营养均衡和搭配,荤素、粗细搭配均匀。另外,饮食应注意控制用盐量,以防发生妊娠高血压及水肿。

本月重点营养素

这个阶段,为适应胎宝宝的需要,孕妈妈体内的基础代谢增加,子宫、乳房、胎盘迅速发育,需要适量的能量,应注意补充维生素 A、脂肪、碳水化合物等。

维生素 A: 从本月开始,胎宝宝的视网膜即将进入发育阶段。维生素 A 是视紫红质形成所需要的重要物质,严重缺乏会导致色盲,所以孕妈妈此时要多摄取富含维生素 A 的食物,如动物肝脏、鸡蛋等。

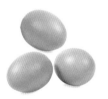

脂肪: 胎宝宝大脑的发育需要 60%的脂肪。脂肪中的磷脂和脂肪酸可以使神经系统不受干扰地传输大脑的命令。富含脂肪的食物有芝麻、核桃、动物肝脏、鱼类等。

碳水化合物: 碳水化合物是热量的主要来源。充足的热量供给,不仅能满足孕妈妈代谢增加所消耗的能量,还能提供胎宝宝生长发育所需的能源。大米、小米、红薯、高粱米可为人体提供充足的热量。

准爸爸需要做些啥

✓ 为妻子准备预防妊娠纹的食物。预防妊娠纹较好的方法就是侧重补充维生素。西红柿、洋葱、红枣、柑橘、柠檬以及黄绿色蔬菜等都有淡化妊娠纹的效果。但是预防妊娠纹的食物并不一定要天天吃、顿顿吃,准爸爸还是要为孕妈妈合理搭配饮食。

✓ 说服妻子适量吃冷饮。如果孕妈妈十分喜欢吃冷饮,总是习惯在冰箱里储存很多冷饮,准爸爸要及时向孕妈妈解释特殊时期食用冷饮的坏处,尽量说服孕妈妈减少吃冷饮的次数。

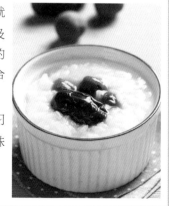

一周饮食安排

孕 5 月，无论是孕妈妈，还是胎宝宝依然需要均衡而全面的营养摄入，所以孕妈妈还是要坚持均衡的营养。但在此基础上，可适当增加富含钙、铁等矿物质的食物摄入，并有意识地补充维生素，为胎宝宝快速发育和成长提供营养。

星期	早餐	午餐	晚餐	加餐
一	芝麻玉米糊 鸡蛋 煎芦笋 山竹	藜麦米饭 番茄牛腩 素炒西葫芦 绿豆汤	胡萝卜馅饼 西红柿炖豆腐 蒜蓉生菜 紫菜汤	西红柿 牛奶
二	蔬菜粥 鸡蛋 炒菜心 橙子	豆角肉丁面 炝炒圆白菜 木耳山药	荠菜包 香煎金枪鱼 醋熘豆芽 银耳雪梨汤	全麦馒头 酸奶
三	面包 蒸蛋羹 素炒莴笋 牛奶	饺子 西芹牛肉 蔬菜沙拉 红豆汤	南瓜粥 蘸酱菜 丝瓜肉丝汤	苹果 腰果
四	鸡蛋三明治 酸奶 梨	豆包 土豆烧牛肉 炒苋菜 猪血菠菜汤	阳春面 (P96) 凉拌芝麻菠菜 黄瓜炒蛋	草莓 牛奶水果饮 (P97)
五	百合粥 煎鱼排 蔬菜沙拉 橙子	芸豆饭 豆角烧荸荠 (P96) 醋熘白菜 冬瓜丸子汤	玉米面发糕 (P97) 炒韭黄 蒜蓉西蓝花 三丁豆腐羹 (P96)	火龙果 大杏仁
六	清汤面 凉拌紫甘蓝 素炒茼蒿 水蜜桃	千层饼 蚕豆炒肉 素炒平菇 鱼片汤	百合粥 苦瓜炒蛋 盐水鸡肝 (P97) 蒸雪梨	核桃 小面包
日	鲜肉馄饨 鸡蛋 凉拌西蓝花 苹果	二米饭 家常豆腐 炒油菜 玉米排骨汤	茄子饭 冬瓜虾皮 胡萝卜炒鸡丁 西红柿蛋汤	榛子 火龙果

本月营养食谱推荐

阳春面

原料： 面条 100 克，紫皮洋葱 1 头，蒜薹、香葱各 1 根，猪油、香油、盐、高汤各适量。

做法： ① 洋葱、香葱、蒜薹分别切碎，备用。② 猪油在锅中融化，然后放入洋葱碎用小火煸出香味，直到洋葱变成深褐色，倒出葱油。③ 将面条煮熟，然后在盛面的碗中放入 1 勺葱油，放入盐。④ 面条挑入碗中，加入高汤，淋入香油，撒上香葱末、蒜薹末。

营养功效：富含 B 族维生素，对胎宝宝发育有利。

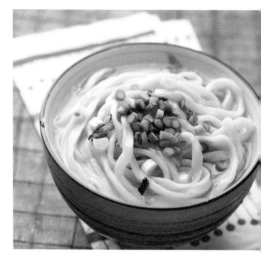

豆角烧荸荠

原料： 豆角 4 根，荸荠 3 个，牛肉 50 克，料酒、葱姜汁、盐、水淀粉、高汤各适量。

做法： ① 荸荠削去外皮，切成片；豆角斜切成段；牛肉切成片，用料酒、葱姜汁和盐拌匀腌 10 分钟，再用水淀粉勾芡。② 锅内放油烧热，放入牛肉片用小火炒至变色，放入豆角段炒匀，再放入余下的料酒、葱姜汁，加高汤烧至微熟。③ 放入荸荠片，炒匀至熟，加适量盐，出锅即成。

营养功效：荸荠能促进胎宝宝视网膜的形成和发育。

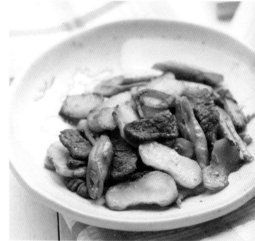

三丁豆腐羹

原料： 豆腐 1 块，鸡胸肉 50 克（体积如鸡蛋大小），西红柿 1/2 个，豌豆 1 把，盐、香油各适量。

做法： ① 豆腐切成块，在开水中煮 1 分钟。② 鸡胸肉洗净，西红柿洗净、去皮，都切成小丁。③ 将豆腐块、鸡肉丁、西红柿丁、豌豆放入锅中，大火煮沸后，转小火煮 20 分钟。④ 出锅时加入盐，淋上香油即可。

营养功效：此汤羹含丰富的蛋白质、钙和维生素 C，有助于胎宝宝骨骼、牙齿和大脑的快速发育。

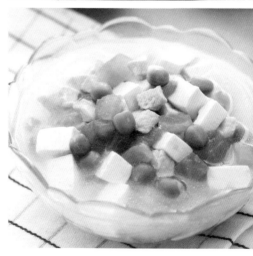

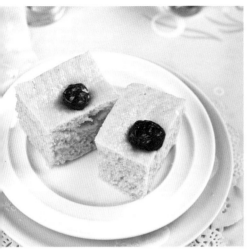

玉米面发糕

原料：面粉100克，玉米面100克，红枣2颗，泡打粉、酵母粉、白糖、温开水各适量。

做法：① 面粉、玉米面、白糖、泡打粉混合均匀；酵母粉溶于温开水后倒入面粉中，揉成均匀的面团。② 将面团放入蛋糕模具中，放温暖处40分钟发酵至两倍大。③ 红枣洗净，加清水煮10分钟；将红枣嵌入发好的面团表面，上蒸锅。④ 大火蒸20分钟，立即取出，取下模具，切成厚片。

营养功效：玉米对胎宝宝的视力发育有好处。

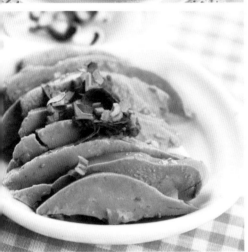

盐水鸡肝

原料：鸡肝2个，香菜末、葱末、姜片、盐、料酒、醋、香油各适量。

做法：① 鸡肝洗净，放入锅内，加适量清水、姜片、盐、料酒，煮15~20分钟至鸡肝熟透。② 捞出鸡肝放凉切片，加醋、葱末、香油、香菜末，拌匀即可。

营养功效：鸡肝可以补充铁质，而且富含维生素A、维生素B_2，能增强孕妈妈的免疫功能，同时也有利于胎宝宝视网膜的形成以及视力的发育和提高。

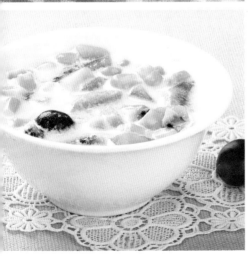

牛奶水果饮

原料：牛奶1袋（250毫升），玉米粒、葡萄、猕猴桃、白糖、水淀粉、蜂蜜各适量。

做法：① 猕猴桃、葡萄分别切成小块待用。② 把牛奶倒入锅中，加适量的白糖搅拌至白糖化开，然后锅置火上，放入玉米粒，边搅动边放入水淀粉，调至黏稠度合适。③ 出锅后将切好的水果块摆在上面，滴几滴蜂蜜就可以了。

营养功效：玉米粒和葡萄、猕猴桃可以补充牛奶中膳食纤维的不足，是适合孕妈妈的一道既好看又好吃的饮品。

准爸爸的胎教时光

胎宝宝每天都在动，他很喜欢准爸爸，准爸爸继续讲故事、唱歌给他听吧，胎宝宝会积极回应你的。准爸爸还要经常抚摸孕妈妈的肚子，告诉胎宝宝你一直都在他身边。

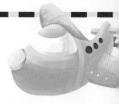

准爸爸可以读诗歌、故事来与胎宝宝互动。

国学胎教：《诗经·蒹葭》

虽然宝宝你还在妈妈的肚子里，爸爸妈妈还摸不着，抱不到。但是只要属于我们的情感纽带存在着，即使"在水一方"，只要耐心等待，终有见面的那一天。

蒹葭 (jiān jiā)

蒹葭苍苍，白露为霜。所谓伊人，在水一方。

溯洄 (sù huí) 从之，道阻且长。溯游从之，宛在水中央。

蒹葭萋萋，白露未晞 (xī)。所谓伊人，在水之湄 (méi)。

溯洄从之，道阻且跻 (jī)。溯游从之，宛在水中坻 (chí)。

蒹葭采采，白露未已。所谓伊人，在水之涘 (sì)。

溯洄从之，道阻且右。溯游从之，宛在水中沚 (zhǐ)。

【释义】

大片的芦苇青苍苍，清晨的露水变成霜。我所怀念的人儿啊，就站在对岸河边上。

逆流而上去追寻她，追随她的道路险阻又漫长。顺流而下寻寻觅觅，她仿佛在河水中央。

芦苇凄清一大片，清晨露水尚未晒干。我那魂牵梦绕的人啊，她就在河水对岸。

逆流而上去追寻她，那道路坎坷又艰难。顺流而下寻寻觅觅，她仿佛在水岸边。

河畔芦苇繁茂连绵，清晨露滴尚未被蒸发完毕。我那苦苦追求的人啊，她就在河岸一边。逆流而上去追寻她，那道路弯曲又艰险。顺流而下寻寻觅觅，她仿佛在水中的沙滩。

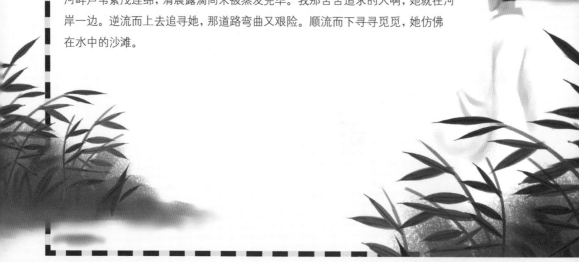

英语胎教：亲子对话 *What's that Animal*

My dear baby,	亲爱的宝宝，
we are going to the zoo today.	我们今天要去动物园。
Look, they are elephants（大象）.	看啊，那是大象。
They are gray.	它们是灰色的。
Look, they are giraffes（长颈鹿）.	看啊，那是长颈鹿。
They are very tall and have long necks.	它们很高，有着很长的脖子。
Look, they are pandas.	看啊，那是大熊猫。
They are black and white.	它们是黑白相间的颜色。
Look, they are zebras（斑马）.	看啊，那是斑马。
They are black and white too.	它们的颜色也是黑白相间。
What's that animal?	那是什么动物？
My dear baby, do you know?	亲爱的宝宝，你知道吗？
That is a gorilla（大猩猩）.	那是大猩猩。
Gorilla usually looks ferocious（凶猛的）,	大猩猩看起来通常很凶，
but it is friendly.	但是它很友好。

孕妈准爸一起做拓展胎教：

这首儿歌是教育孩子拾金不昧，无论大人还是孩子都耳熟能详。现在，就把这首好听又富有教育意义的儿歌唱给宝宝听吧。

儿歌《一分钱》

我在马路边，捡到一分钱，把他交给警察叔叔手里边，叔叔拿着钱，对我把头点，我高兴地说了声：
"叔叔再见！"

亲爱的宝宝，爸爸为你唱儿歌时仿佛回到了小时候，希望你听这些儿歌的时候也能感到幸福和快乐。

故事胎教：《雪孩子》

寒冬季节，兔妈妈要出门去，她怕小兔一个人在家孤单，便给他堆了个雪人，用两个龙眼核做眼睛，使漂亮的雪孩子神采奕奕。

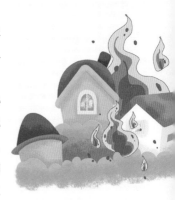

兔妈妈走了，雪孩子动了起来。小兔和雪孩子一起滑雪，他们一会儿滑上山坡，一会儿又滑过树丛。后来，小兔玩累了，就回到小木屋睡觉。雪孩子在树林里和松鼠玩起来。雪越下越大，但小木屋里却温暖如春，原来屋里生着火炉。小兔睡着了，他翻了个身，被子滑下来被火烧着了。火势蔓延开来，小木屋窗户里冒出了浓烟。雪孩子看到小木屋着了火，立刻赶回来，冲进小木屋，将雪球扔向烈火，但火越烧越大。雪孩子再次冲入大火，与大火搏斗。雪孩子是雪做的，温度升高了之后会迅速融化，雪水一下子流满了他的全身。

这时，小兔醒了，叫着："妈妈！"雪孩子看到小兔有危险，不顾一切地扑进大火，抱起小兔又冲出来。可是雪孩子的身子已经越来越瘦小了，等他把小兔救出小木屋后，自己化成了一摊雪水。

兔妈妈回来了，看到小木屋被烧毁，急得到处寻找小兔。忽然小兔扑过来叫着："妈妈！"兔妈妈喜出望外。可小兔看着地上一汪清水和两个龙眼核，伤心地哭了。兔妈妈明白了，她安慰小兔说："雪孩子还和我们在一起。"果然，太阳出来之后，水化为蒸汽，幻化成雪孩子模样的云朵，徐徐升向高空。

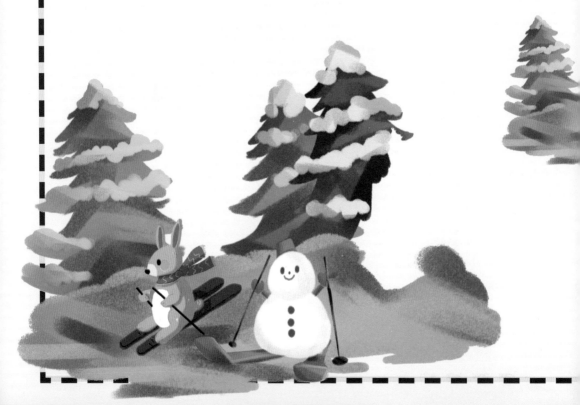

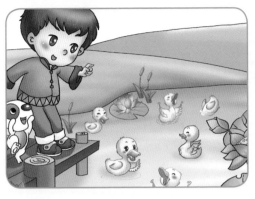
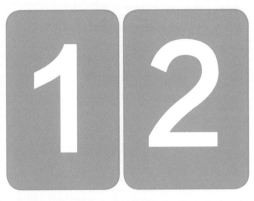

音乐胎教：儿歌《数鸭子》

这是一首 20 世纪 80 年代的儿歌，曲调活泼，节奏欢快，形象地描绘了一个孩子天真地唱数桥下游鸭的情景，表现了孩子们咿呀学语的可爱，以及长辈们对下一代的期望。这首儿歌极具趣味性，除了唱之外，也非常适合准爸爸跟着音乐念读，相信胎宝宝会很喜欢。

门前大桥下，游过一群鸭，
快来快来数一数，二四六七八。
门前大桥下，游过一群鸭，
快来快来数一数，二四六七八。
咕嘎咕嘎，真呀真多呀，
数不清到底多少鸭，
数不清到底多少鸭。
赶鸭老爷爷，胡子白花花，
唱呀唱着家乡戏，还会说笑话，
小孩小孩快快上学校，
别考个鸭蛋抱回家，
别考个鸭蛋抱回家！

知识胎教：认识数字 1 和 2

准爸爸可以买些数字卡或制作一些卡片，卡片的底色与卡片上的字采用对比鲜明的颜色，如黑白、红绿等。教胎宝宝认识数字，可以间接培养他的数字记忆能力。

首先拿着卡片告诉宝宝数字"1"的形状，"1 像小棍细又长"，再想想还有什么是细又长的，如手指、铅笔、筷子等。如果手边有铅笔，可以一边拿着铅笔一边告诉胎宝宝，这个就像"1"的形状，又直又长。那"1"又有什么意义呢？"1"代表只此一个，独一无二的意思，准爸爸是一个"1"，胎宝宝也是一个"1"。再用同样的方法学习数字"2"，"2 像小鸭水上漂，2 就是 1 加上 1，准爸爸加胎宝宝就是 2"。

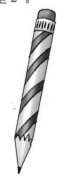
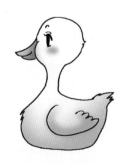

胎宝宝会吸吮手指了

胎宝宝的感觉器官日新月异，味蕾已经形成了，还能吸吮自己的拇指。胎宝宝除了会吸吮手指，听觉也很敏锐，准爸爸多和胎宝宝说说话，等他出生后也会熟悉你的声音的。

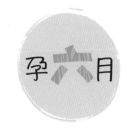

孕六月

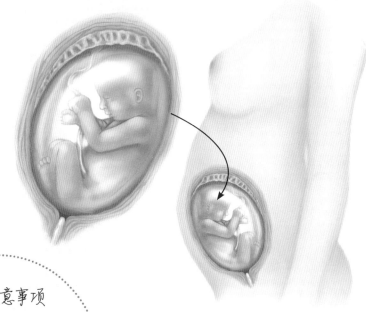

本月注意事项

1. 做超声大排畸检查：孕妈妈需要按照医生规定的时间进行彩超检查，目前有三维彩超和四维彩超两种检查方式可供选择。

2. 做葡萄糖耐量测试：孕妈妈在本月务必要进行此项检查。

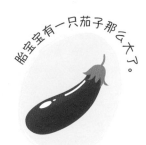

胎宝宝有一只茄子那么大了。

孕妈妈的身体变化

孕6月，子宫底的高度约在耻骨联合上方18～20厘米处，小腹隆起明显，支撑子宫的韧带被拉长，孕妈妈偶尔会觉得疼痛。由于增大的子宫的压迫，孕妈妈还会感觉到呼吸困难、消化不良等情况。

孕妈妈的情绪变化

本月和胎宝宝的互动让孕妈妈感觉很新奇、惊喜，但一系列的身体变化使她变得烦躁易怒，爱发脾气，更容易失眠等。不过，为了胎宝宝的健康，孕妈妈要学会微笑面对并想办法解决，慢慢地适应怀孕所带来的不适。

你的宝宝长这样

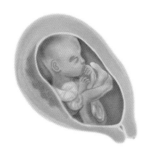

孕 21 周 胎动次数大增

本周胎宝宝的身长可达 18 厘米左右，体重也达到 290 克左右，指甲、嘴唇已经完全长好，牙床下坚固组织中已出现犬齿和臼齿；他开始用胸部呼吸了，而且逐步变成有感觉、有意识、有反应的"小人儿"了。如果听到声音非常大，他会从睡梦中醒来；如听到喜欢的音乐，也会做出反应。本周开始，胎宝宝的胎动次数大增。

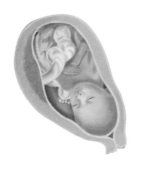

孕 22 周 体重大幅度地增加

本周胎宝宝的眉毛和眼睑已清晰可辨，乳牙开始发育，而恒牙的牙胚也开始发育。本周胎宝宝体重开始大幅度地增加，皮下脂肪尚未产生，皮肤依然是皱巴巴的、红红的，脸上布满了纤细柔软的胎毛。胎儿清醒的时间越来越长，喜欢听外界的声音。

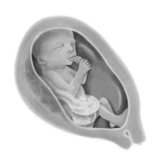

孕 23 周 肺部组织和血管发育

本周胎宝宝的骨骼、肌肉已经长成，更接近于出生时的状态了，身长大概有 20 厘米，体重可能会达到 450 克；肺部组织和血管正在发育，为出生后的呼吸做好准备；视网膜也已形成，具备了微弱的视觉，会对外界光源做出反应；胎宝宝的皮肤上依然布满褶皱，这给日后皮下脂肪的生长留下了空间。

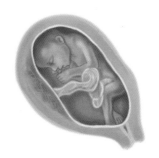

孕 24 周 身体比例匀称

本周胎儿身长可达 26 厘米左右，体重也接近500 克，皮肤因色素沉淀，越来越不透明，皮下脂肪已经出现，但其增长速度还赶不上皮肤的增长速度，因此看起来还是皱皱的。本周的胎宝宝看起来还比较瘦，但身体的比例开始变得更加匀称，脂肪也会迅速增加；胎毛覆盖全身。

陪孕妈妈做产检

本月随着孕妈妈体重的不断增长，肚子也越来越大了，一些不适感也随之而来。但是因为产检有了准爸爸的陪伴，孕妈妈也会放松许多，缓解了紧张情绪。

本月产检项目

☐ B超检查：主要是为了了解胎宝宝的发育情况有无异常。本月，羊水相对较多，胎宝宝大小比例适中，在子宫内有较大的活动空间。此时进行B超检查，能清晰地看到胎宝宝的各个器官，可以对胎宝宝进行全身检查。

☐ 葡萄糖耐量试验：检测是否存在妊娠葡萄糖不耐症，以确定是否有患妊娠糖尿病的危险。

☐ 听胎心音：监测胎宝宝发育情况。

☐ 测量宫高、腹围：了解胎宝宝宫内发育情况，是否发育迟缓或为巨大儿。

☐ 血常规：例行检查，了解孕妈妈健康状况。

注：以上产检项目可作为孕妈妈产检参考，具体产检项目以医院及医生提供的建议为准。

关于产检准爸爸要知道的

孕妈妈产检前，一定要休息好，避免因压力大、过度劳累而影响产检结果。还有一些针对本月产检项目需要特别注意的，准爸爸要牢记。

1 糖耐量检查要空腹

在做葡萄糖耐量试验前，至少要先空腹12小时以上再进行抽血，也就是说孕妈妈在产检的前一天晚上10点后就要禁止进食。检查当天早晨，避免进食。

2 糖粉要全部溶于水中

喝葡萄糖粉的时候，孕妈妈要尽量将糖粉全部溶于水中。如果喝的过程中糖水洒了一部分，将影响检查的准确性，建议改日重新检查。孕妈妈在喝完糖水后，可以喝点白开水，以免身体感觉不适。

3 做葡萄糖耐量测试的前几天，控制糖分摄入

在检查的前几天要适当控制糖分的摄入，以免影响血糖值。但也不要过分控制，不然就反映不出真实结果了。

听专家说产检报告单

本月孕妈妈应坚持到医院定期产检，了解胎宝宝发育情况，也便于了解孕妈妈本身的身体状况。下面，先来了解一下怎么看懂报告单吧！

看懂 B 超检查报告单

这里主要解读下羊水深度和羊水指数。

评价羊水量是看羊水指数（AFI）和羊水最大暗区垂直深度（AFV）这两项数值。羊水指数是指以脐水平线和腹白线为准将子宫直角分成四个象限，测量各象限最大羊水池的垂直径线，四者之和即为羊水指数。AFI 的正常范围是 5~25厘米，AFV 的正常范围是 2~8 厘米。AFI 大于 25 厘米，AFV 大于 8 厘米，通常提示羊水过多；AFI 小于 5 厘米，AFV 小于 2 厘米，提示羊水过少；若 AFI 在 18~24厘米时可疑羊水过多或羊水偏多。

看懂糖耐量检查报告单

正常怀孕而无高危因素的孕妈妈应在孕 24~28 周采血化验筛查妊娠期糖尿病。检查前空腹 8~12 小时，一般抽血检查前一天晚上 10 点过后就不进食，第二天早上不吃早餐即可抽血测量空腹血糖。将 82.5 克葡萄糖粉（若为无水葡萄糖，则为 75 克葡萄糖粉），溶于 300 毫升水中，5 分钟内喝完，接着在喝完后第 1 小时、第 2 小时各采血测定血糖，三项中任何一项的值达到或超过以下临界值即诊断为妊娠糖尿病。

参考范围	
空腹血糖	<5.1 毫摩尔 / 升
服糖后 1 小时血糖	<10 毫摩尔 / 升
服糖后 2 小时血糖	<8.5 毫摩尔 / 升

糖耐量检查报告单

检验报告单

OGTT

姓名：NAME :	性别：SEX : 女	年龄：AGE : 27 岁	临床诊断：CLI. IMP :	编号：LAB. NO : R R 251
科别：DEPT. :	床 号：BED NO :		住院/门诊号：I.P./O.P. NO :	标本：SPECI. :

分析项目		结果	参考范围	单位
糖耐量空腹	Glu	4.94	<5.1mmol/L	
服糖后1小时	Glu	8.93	<10mmol/L	
服糖后2小时	Glu	8.05	<8.5mmol/L	

4.94、8.93、8.05，这位孕妈妈的血糖指数都在正常范围内，表示她通过糖耐量检查啦！空腹血糖值小于5.1 毫摩尔 / 升即为正常。

本月生活细节注意事项

在准爸爸悉心的呵护与关爱中，幸福而艰辛的孕期已经走过了大半。想到再过几个月就能见到可爱的宝宝了，准爸爸和孕妈妈心中是不是充满了期待呢？在接下来的日子里，准爸爸要继续加油一如既往地呵护、关爱孕妈妈和胎宝宝，让温暖和舒适围绕在他们身边。

提醒妻子注意这些安全细节

孕中期，孕妈妈的腹部越来越大，不仅重心改变，身体的灵活性、协调性也远远不如孕前，而且还会挤压到内脏器官。因此准爸爸要及时提醒孕妈妈注意调整生活中的一些小细节，安全顺利度过孕期。

孕妈妈上下楼梯注意安全

孕妈妈上楼梯时，腰部要挺直，脚尖先踩地，脚后跟再落地，落地后立即伸直膝关节，并将全身的重量移到该脚上，这时再以同样的方式抬起另一只脚。如果楼梯有扶手，最好扶着扶手慢慢顺梯而上，这样比较安全。下楼梯时，要踩稳

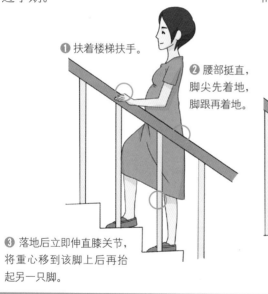

❶ 扶着楼梯扶手。

❷ 腰部挺直，脚尖先着地，脚跟再着地。

❸ 落地后立即伸直膝关节，将重心移到该脚上后再抬起另一只脚。

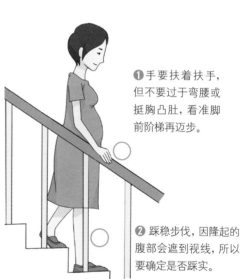

❶ 手要扶着扶手，但不要过于弯腰或挺胸凸肚，看准脚前阶梯再迈步。

❷ 踩稳步伐，因隆起的腹部会遮到视线，所以要确定是否踩实。

准爸爸要做的事

孕妈妈的肚子越来越大了，消化系统也因此受到了牵连，准爸爸应提醒孕妈妈少食多餐，适当做些运动，并一起参加孕妇学校或读孕产类书籍，学习孕产知识。

警惕胎动异常

不论什么原因，一旦发现胎动异常，准爸爸都要及时带孕妈妈去医院检查就诊，以免延误时机造成遗憾。

给妻子补铁

孕妈妈在孕期对铁的需求量增加，准爸爸要注意叮嘱孕妈妈补铁，防止患上缺铁性贫血。

偶尔带孕妈妈外出就餐

准爸爸可以带孕妈妈出去吃饭，给一成不变的生活加入调味剂。注意外出就餐要选择卫生有保障的餐馆。

步伐，手仍然要扶着扶手，不要过于弯腰或挺胸凸肚，看准脚前阶梯再跨步，看得准自然就走得稳。

尽量避免俯身弯腰

孕 6 月后，胎宝宝的体重会给孕妈妈的脊椎造成很大的压力，从而引起背部疼痛。因此，孕妈妈要尽量避免俯身弯腰，以免给脊椎造成负担。

如果孕妈妈要从地面捡拾东西，不要直接俯身，而要先慢慢蹲下再捡，动作要慢，轻轻地向前，需先屈膝并把全身的重量分配到膝盖上。孕妈妈要清洗浴室或是铺沙发时也要照此动作进行。拖地、洗衣、修剪花草这类需弯腰的家务劳动则尽量少做。如果孕妈妈要从事常弯腰的工作，可以找个稍低的板凳坐下来，在脚下垫个踏脚板。

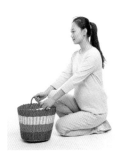
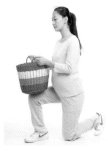

徒步行走不宜太久

徒步行走对孕妈妈有益，能增强腿部肌肉的紧张度，预防静脉曲张。而孕妈妈也不宜走太久，若一旦感觉疲劳，要马上停下来，坐下歇息 5~10 分钟。在走路的姿势上，身体要注意保持正直，双肩放松。散步前要选择舒适的鞋，以低跟、掌面宽松为好。

选择防滑鞋

孕妈妈宜穿宽松、轻便、防滑、透气性好的鞋，不要穿合成皮质的鞋和尼龙材质的鞋，以防不透气加重双脚水肿。

这些家务不要做了

* **擦洗浴盆** 孕中期孕妈妈不宜做需要蹲着、跪着才能完成的家务，以免挤压腹部。

* **蹲着洗衣物或擦地板** 如果可以站着完成洗衣物或擦地板，尽量不要蹲着做。

* **弯腰熨烫衣物** 容易挤压腹部，对胎宝宝不利。

* **去拥挤的市场购物** 拥挤的市场人流量大，容易对孕妈妈腹部造成冲撞。

* **踩小凳子拿高处物品** 这对孕妈妈来说是十分危险的动作，千万不能做。

和妻子一起参加孕妇课程 准爸爸陪妻子学习相关的怀孕及生产知识，例如了解胎宝宝的成长及生产征兆、生产过程。	为出差妈妈保驾护航 有些孕妈妈的工作需要出差，准爸爸要替她做好准备工作，提醒她带上产检手册，给她备一些小零食。	帮妻子洗头发 准爸爸如果有时间最好能为孕妈妈洗头发，并为她挑选一瓶孕妇专用洗发水。	节制性生活 在孕期的前 3 个月和后 3 个月应禁止性生活，即使在相对安全的孕中期也要有所节制。

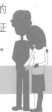

妻子驾车，安全第一

孕期最好由准爸爸驾车带孕妈妈出去兜风，如果准爸爸不方便，孕妈妈自己也是可以驾车的。如果孕妈妈身体条件许可，可以驾车，但需要了解一些注意事项，以免出现危险。以下开车要点，准爸爸要铭记于心，时常提醒妻子。

长发要梳起

开车时，一头乌黑亮丽的长发应该梳起来，尤其是在开着车窗的情况下更应该梳起来，因为车窗外的风很容易把头发吹乱，导致头发挡住视线。

忌穿高跟鞋

孕妈妈平时走路都不要穿高跟鞋了，开车时更是要避免穿高跟鞋。拖鞋、塑料底鞋也不可以穿，最好是穿运动鞋或者是布鞋，这样踩离合或刹车才能更到位，也不会打滑。

仪表台上不要放硬物、利器、香水瓶等

很多人都喜欢在车前方的仪表台上放很多东西，香水瓶、纸巾盒子、钥匙等，其实放这些东西不只使车内显得很凌乱，最关键的是一旦紧急刹车，很容易伤害到坐在前排的人。而且香水对孕妈妈也不是很好，所以尽量不要放在车里。

除臭杀菌

如果孕妈妈开的汽车时间很久，一定要定期去正规的汽车保养处或者 4S 店做车内除臭杀菌护理。尤其是夏天常用空调，要适时去更换空调滤芯，这样才能保证孕妈妈在驾驶或者乘坐汽车的时候有一个干净、整洁、清新的环境。

避免开车节奏过猛

孕妈妈在开车的时候应该避免紧急制动、紧急转向，因为这样的冲撞力过大，可能使孕妈妈受到惊吓。

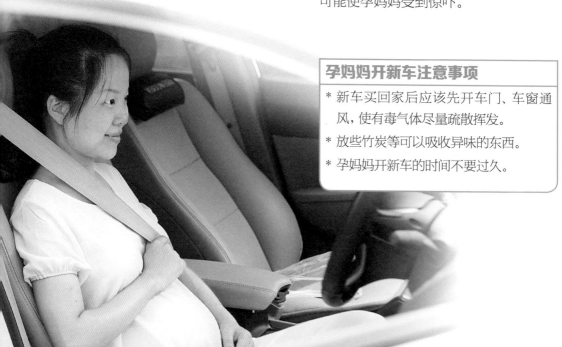

孕妈妈开新车注意事项

* 新车买回家后应该先开车门、车窗通风，使有毒气体尽量疏散挥发。
* 放些竹炭等可以吸收异味的东西。
* 孕妈妈开新车的时间不要过久。

职场孕妈妈工作宝典

身处职场的孕妈妈会更劳累些，特别是随着胎宝宝不断地长大，更需要孕妈妈多加小心，要学会自我保护，避免自己和胎宝宝受到伤害。而准爸爸也要不厌其烦地提醒孕妈妈多加注意。

孕期当心流产和早产

注意保胎：职业女性每天都要按时上下班，还要面对繁重的工作。因此，孕妈妈要特别注意，哪怕是出现轻微的出血症状，也应立即到医院接受检查。有流产经历的女性，最好休息 3 个月，直到妊娠稳定期再开始工作。

上下班注意：妊娠后期腹部增大，孕妈妈上下班时必须更加注意。如果腹部受到外界严重冲击，就有可能导致早产。不要长时间走路，避免疲劳。

工作餐要"挑三拣四"

慎吃油炸食物：油炸类食物，在制作过程中使用的食用油可能是已经用过

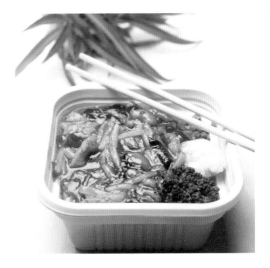

若干次的回锅油。这种反复沸腾过的油中有很多有害物质，因此，最好不要食用油炸食物。

拒绝味重食物：应少吃太咸的食物，以防止体内水钠潴留，引起血压上升或双足浮肿。其他辛辣、调味重的食物也应该明智地拒绝。

饭前吃个水果：为了弥补工作餐中新鲜蔬菜的不足，在午饭前 1 小时可吃个水果。

办公场所的安全

注意点	具体注意事项
椅子	不要用带着滑轮的转椅，以免失去平衡而跌倒
电脑	怀孕后，使用电脑要适时适度，经常起身活动或到通风良好的地方做深呼吸等简单的动作
复印机	减少使用复印机的频率，需要使用时可请身边的同事帮忙
量力而行	不要超负荷工作
定时换气	每隔 2~3 个小时到户外去呼吸一下新鲜空气，不仅能够放松心情，促进血液循环，更有益于消除疲劳

妻子腿抽筋怎么办

准爸爸很可能会发现孕妈妈出现腿抽筋，尤其在晚上睡觉时，孕妈妈会突然疼醒。腿抽筋可以预防，只要饮食、保健得当，完全可以缓解、消除此症状。若检查有缺钙，应注意补钙。

多是缺钙所致

孕期全程都需要补充钙。尤其是在孕中晚期，孕妈妈的钙需求量更是明显增加，一方面母体的钙储备需求增加，另一方面胎宝宝的牙齿、骨骼钙化加速等，都需要大量的钙。当孕妈妈的钙摄入量不足时，胎宝宝就会争夺母体中的钙，致使孕妈妈发生腿抽筋、腰酸背痛等症状。

另外，孕期腹内压力的增加，会使血液循环不畅，也是造成腿易抽筋的原因。寒冷、过度劳累也会使腿部肌肉发生痉挛。

如何预防腿抽筋

孕妈妈应适当进行户外活动，多进行日光浴。

饮食要多样化，多吃海带、木耳、芝麻、豆类等含钙丰富的食物，如海带炖豆腐、木耳炒圆白菜。

整个孕期都要重视钙的补充，以供孕妈妈身体需要，以及胎宝宝生长发育。

睡觉时调整好睡姿，采用舒服的侧卧位。

伸懒腰时注意两脚不要伸得过直，并且注意下肢的保暖。

泡脚和热敷也有效

如果孕妈妈腿抽筋比较频繁、严重，除了增加钙的补充量以外，准爸爸还可以为孕妈妈泡脚和热敷。

睡前把生姜切片加水煮开，待温度降到脚可以承受时用来给孕妈妈泡脚。姜水泡脚不但能缓解疲劳，还能促进血液循环，帮助入睡。

准爸爸用湿热的毛巾帮孕妈妈热敷一下小腿，也可以使孕妈妈腿部血管扩张，减少抽筋。

如果孕妈妈不是偶尔的小腿抽筋，而是经常肌肉疼痛，或者是腿部肿胀、触痛，应该去医院检查。这可能是出现了下肢静脉血栓的征兆，需要尽早治疗。

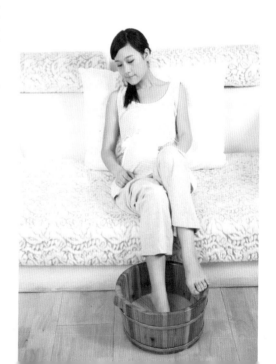

胎宝宝不是越大越好

虽然生个胖乎乎的宝宝是一件让人得意的事儿，但在分娩时会给孕妈妈带来一定的危险，而宝宝太胖也不是什么好事，成年后患高血压、糖尿病的概率较其他人大，所以准爸爸和孕妈妈要警惕营养过剩导致生出巨大儿。

什么是巨大儿

根据我国标准，新生儿出生体重等于或大于 4 千克，就被称为巨大儿。随着物质生活水平的提高，新生儿的出生平均体重开始增加，巨大儿的发生率也不断上升。

为什么会产生巨大儿

与孕妈妈营养过剩有关。很多准爸爸和孕妈妈认为孕期吃得越多、营养越丰富，对胎宝宝越好，于是摄入过多营养物质及各种保健品，而又运动不足，导致自身体重严重超标，胎宝宝的体重也随之猛增，容易增加生出巨大儿的概率；另外，一些遗传因素以及孕妈妈患有糖尿病或糖耐量减低时，往往也容易生出巨大儿。

巨大儿出生时会导致分娩过程延长，最后不得不采用产钳或胎宝宝吸引器助产，甚至剖宫产，对母亲可能造成产道撕裂伤，严重者甚至发生子宫和膀胱破裂。而且由于胎宝宝过大，胎宝宝娩出后子宫常常收缩不良，还可能造成产妇产后出血甚至死亡。因为胎宝宝偏大，导致难产的概率增加；如果母亲是妊娠糖尿病患者，分娩的巨大儿还可能出生后发生低血糖等情况。

如何预防巨大儿

* **科学摄取营养** 调整生活节奏，这是降低巨大儿发生率的关键。
* **孕妈妈应随时监控体重** 按时检查，多听取医生建议。
* **坚持运动** 孕妈妈参加适当的运动，比如散步、做孕妇操，不要整天待在家里坐着或者躺着，避免脂肪堆积。
* **孕中期遵医嘱做糖尿病检查** 合理调整饮食，避免妊娠糖尿病的发生。
* **如果患上妊娠糖尿病** 更应该遵从医生对营养摄取的指导，避免胎宝宝增长过快，度过一个安全的孕期。

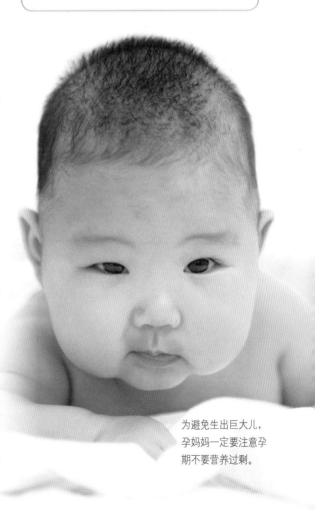

为避免生出巨大儿，孕妈妈一定要注意孕期不要营养过剩。

爱宝宝，就要先爱孕妈妈

如果要想做一个合格的新爸爸，首先得是一个优秀的准爸爸。怎样才能做一个称职的准爸爸呢？就从爱孕妈妈开始吧！

给孕妈妈更多的关爱

怀孕后，由于体内激素的改变，孕妈妈的心理易产生变化，会产生委屈、伤感等情绪。此时准爸爸首先要控制好自己的情绪，不要让妻子激动，要多理解、包容妻子，并及时给妻子安慰，让自己成为消除妻子不良情绪的良方。在她心情不好的时候，递过去一个削好的苹果，或者送上一个亲密的拥抱，都能很好地缓解妻子的不良情绪。尽量每次都陪妻子一起去产检，告诉她，怀孕之后无论她变成什么样子，你都会一如既往地爱她、保护她、关心她、照顾她等。

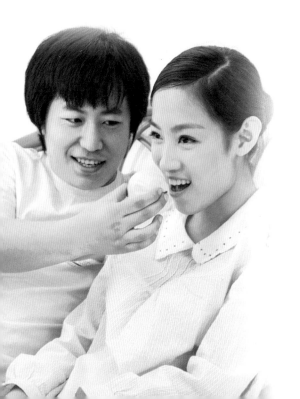

准爸爸要小心这些易犯的错误

* **对孕妈妈过度保护** 孕妈妈怀孕了，准爸爸会特别关心，认为孕妈妈活动越少越安全，吃得越多越营养。家务活儿全包下来，什么也不让孕妈妈干，甚至有的准爸爸还不让孕妈妈上班。其实孕妈妈活动过少，会使体质变弱，不仅增加难产发生的概率，还不利于胎宝宝的生长发育。

* **给孕妈妈施加压力** 孕期愉悦、轻松的情绪，准爸爸的体贴、关心等对于孕妈妈来说十分重要，因此准爸爸不要给孕妈妈任何压力，应多给她一些关爱，这样才会生出一个健康、聪明的宝宝。

* **有不良嗜好** 很多准爸爸在计划怀孕时能远离烟酒，可是一旦孕妈妈怀孕了，就不那么严格约束自己了，开始偷偷吸烟、喝酒。事实上，孕妈妈对烟味、酒味特别敏感。另外，准爸爸还要检讨一下自己有没有别的不良习惯，例如不刮胡子、不注意卫生等，这些都可能对孕妈妈的健康和心情产生不利影响。

孕期甜言蜜语不可少

准爸爸宜用语言表达自己的心声，切不可羞于表达。怀孕对孕妈妈来说是一件多么不容易的事啊，准爸爸宜多多鼓励、赞美孕妈妈。每天晚上临睡前，准爸爸把手放在妻子的腹部说"爸爸很爱宝宝和妈妈"，或者当孕妈妈为穿不上孕前的漂亮衣服而沮丧的时候，准爸爸由衷地赞美她现在的样子依然很美，对于孕妈妈来说，这是一件很快乐的事。

每天逗孕妈妈开心一笑

随着时间的推移，孕妈妈可能会给自己施加较大的压力。这些压力主要来自于对临产的担忧、对产痛的恐惧以及对哺育宝宝的不自信等。而且在孕晚期的时候，孕妈妈体内的激素变化也会导致孕妈妈更容易感到焦虑、不安。准爸爸对孕妈妈可能产生的情绪变化要有心理准备，每天都要有意识地为妻子创造一个轻松的氛围。

陪同孕妈妈散步、看电影，或者是讲一讲白天工作上好玩的事儿，让孕妈妈转移注意力，不要让她每天只是沉浸在自己的情绪中，鼓励她有什么都说出来、有情绪都表达出来。孕妈妈心中的压力很可能是一天天累积下来的，准爸爸要有耐心帮她减轻压力，每天都做一些让她放松的事，让她每天都笑一笑。

同时，准爸爸也要注意不要给自己太大的压力，这样才能做孕妈妈坚实的依靠。

帮孕妈妈翻身

到了孕中晚期，孕妈妈的肚子会慢慢变大，睡觉时连翻身都变成困难的事。这时，准爸爸一定要牺牲自己一点睡眠时间，让自己变得机警些，夜晚孕妈妈需要翻身时帮帮她，让她感受到准爸爸的体贴，从而在一定程度上缓解对分娩的恐惧。

准爸爸给孕妈妈做按摩的具体方法与效果如下：

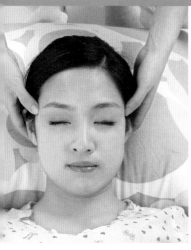

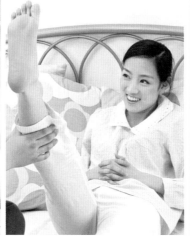

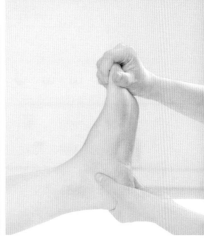

头部：按从头顶到脑后的顺序按摩头部。用双手轻轻按摩头顶和脑后3~5次，用手掌轻按太阳穴3~5次。按摩头部可以帮助孕妈妈缓解头痛，松弛神经。

腿部：把双手放在大腿的内外侧，一边按压一边从臀部向脚踝处进行按摩，将手掌紧贴在小腿上，从跟腱起沿着小腿后侧按摩，直到膝盖以上10厘米处，反复多次。按摩腿部能促进孕妈妈消除水肿，预防痉挛。

足部：一只手压住孕妈妈的腿，另一只手抓住脚，把脚趾向孕妈妈头部的方向牵拉，慢慢施加压力。按摩足部可以有效帮助孕妈妈缓解足部和腿部抽筋，促进血液循环。

准爸爸营养小厨房

现在胎宝宝生长速度明显加快，骨骼开始硬化，脑细胞数量也在不断增加，准爸爸要合理搭配早、中、晚三餐及加餐，使胎宝宝和孕妈妈都能补充丰富的营养，让胎宝宝增重、孕妈妈不增重。

本月重点营养素

现在是胎宝宝发育中期，生长速度明显加快，骨骼开始硬化，大脑的重量还要继续增长。这个月胎宝宝还要靠吸收大量铁来生成血液中的红细胞。因此应注意补充蛋白质、铁、钙、维生素 C 等。

蛋白质：蛋白质能确保胎宝宝各组织器官生长发育，此时胎宝宝发育迅速，蛋白质供应要跟上，孕妈妈应多吃些鸡蛋、鱼、鸡肉、牛肉、猪肉、黄豆、花生、核桃等食物。

铁：胎宝宝体内红细胞的产生，要靠源源不断的铁质供应来完成。如果铁摄入不足，孕妈妈会出现贫血的症状，影响胎宝宝的发育。孕妈妈应多吃些动物肝脏、瘦肉、菠菜等。

钙：此时钙的补充也要跟进，一方面促进胎宝宝的骨骼发育，另一方面可以预防孕妈妈腿抽筋。

维生素 C：维生素 C 可帮助身体吸收更多的铁质，同时还可以减轻牙齿出血症状。富含维生素 C 的食物有西红柿、甜椒、豆芽、草莓、酸枣、橙子、猕猴桃等。

准爸爸需要做些啥

✔ 根据妻子的口味烹饪食物。孕妈妈的饮食口味可能会有变化，以前喜欢吃甜食，现在可能喜欢酸味或者辣味，或者突然想要吃以前从来没吃过的东西，准爸爸做饭时要多体贴孕妈妈。让孕妈妈吃可口的饭菜，是此时对孕妈妈和胎宝宝最好的照顾。

✔ 控制妻子食盐摄入量。现在开始，孕妈妈要减少食盐量，因为盐中含有大量的钠。在孕期，如体内的钠含量过高，则会形成水肿并使血压升高。但是长期低盐也有副作用，因此孕妈妈每日的摄盐量以 5~6 克为宜。

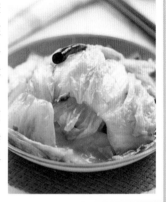

一周饮食安排

孕 6 月，孕妈妈应继续保持科学而合理的饮食摄入，饮食结构要全面，在食物的种类上尽量求多，但在数量上要控制的饮食原则，有条不紊地摄入营养。不过，由于本月胎宝宝生长快，所需大量的铁，如果孕妈妈体内储存不足，就容易发生贫血情况。此时可以有意识地通过食物进行补充。

星期	早餐	午餐	晚餐	加餐
一	芝士三明治 牛奶 蔬菜坚果酸奶沙拉	土豆饭 豌豆鸡丝 猪血蘑菇汤	酸汤水饺 奶汁烩生菜 肉丝炒豆芽	草莓 桑葚汁（P117）
二	米饭 土豆泥 煎豆腐 海带汤	乌冬面 香菇油菜 煎带鱼 苹果汁	瘦肉粥 虎皮尖椒 炒胡萝卜丝	烤馒头片 核桃仁
三	烧卖 煎蛋 豆浆 苹果	蛋炒饭 凉拌黄瓜 红烧肉 青菜豆腐汤	翡翠鲜虾面 腰果拌西芹 炝炒圆白菜	黄瓜 粗粮饼干
四	小米鸡蛋粥（P116） 鸡蛋 芝香油菜 牛奶	鳗鱼饭（P117） 凉拌金针菇 牡蛎炒生菜 蔬菜汤	花卷 彩椒炒腐竹 （P116） 土豆炖排骨 桂花银耳汤	橙子 酸奶布丁
五	面包片 鸡蛋 芦笋培根 橙汁	红豆饭 冬笋冬菇扒油菜 （P171） 鸭肉冬瓜汤	黑芝麻饭团 豉香牛肉片 炒油麦菜 红枣枸杞茶	猕猴桃 榛子
六	红薯饼（P116） 煎蛋 素什锦 火龙果	小米黑豆饭 葱爆羊肉 醋熘白菜 青菜丸子汤	蒸红薯 清炒西蓝花 木耳山药 苹果甜椒饮	开心果 花生
日	蒸饺 鸡蛋 西红柿汁	豆角焖米饭 山药炖羊排 炒蒿子秆 西红柿豆腐汤	紫薯粥 甜椒炒鱼条 猪肝拌黄瓜 （P117）	黑布朗 酸奶 松子

本月营养食谱推荐

红薯饼

原料：红薯 100 克，糯米粉 200 克，豆沙馅、蜜枣、白糖、枸杞子、葡萄干各适量。

做法：① 红薯洗净、煮熟，捣碎后加入适量糯米粉和匀成红薯面。② 葡萄干、枸杞子用清水泡后沥干水，加入蜜枣、豆沙馅、白糖拌匀。③ 将红薯面揉成丸子状，包馅，压平，用小碗压成圆形。④ 锅内放油烧热，放入包好的饼煎至熟透即可。

营养功效：红薯饼含有丰富的膳食纤维，能保证孕妈妈消化系统的健康。

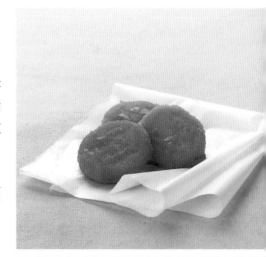

彩椒炒腐竹

原料：黄椒、红椒各半个，腐竹 1 根，葱末、盐、香油、水淀粉各适量。

做法：① 黄椒、红椒分别洗净，切菱形片；腐竹泡水后斜刀切成段。② 锅中倒油烧热，煸香葱末，放入黄椒片、红椒片、腐竹段翻炒。③ 放入水淀粉勾芡，加盐调味，淋上香油。

营养功效：腐竹含钙丰富，黄椒、红椒富含维生素。此菜能极好地配合胎宝宝此时乳牙牙胚的发育所需营养。

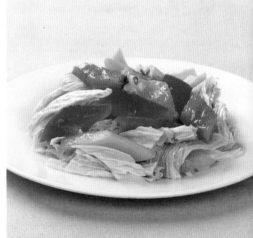

小米鸡蛋粥

原料：小米 100 克，鸡蛋 2 个，红糖适量。

做法：① 小米淘洗干净；鸡蛋打散。② 将小米放入锅中，加适量清水，大火煮开，转小火煮至将熟，淋入蛋液，调入红糖，稍煮即可。

营养功效：小米的营养价值很高，含有蛋白质、脂肪及维生素、膳食纤维等营养成分，可温补脾胃，保证孕妈妈在孕期有个好胃口，也能保证胎宝宝的营养需求。

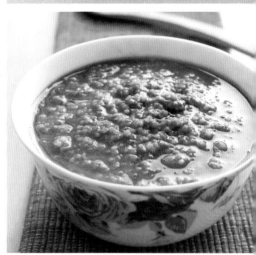

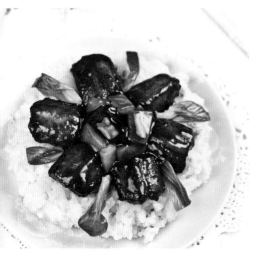

鳗鱼饭

原料：鳗鱼1条，竹笋2根，油菜2棵，熟米饭1/2碗，盐、料酒、酱油、白糖、高汤各适量。

做法：① 鳗鱼洗净、切块，放入盐、料酒、酱油腌制半小时；竹笋、油菜分别洗净，竹笋切片。② 把腌制好的鳗鱼放入烤箱里，温度调到180℃，烤熟。③ 油锅烧热，放入笋片、油菜略炒，放入烤熟的鳗鱼，加入高汤、酱油、白糖，待锅内的汤汁几乎收干了方可出锅，浇在米饭上即可。

营养功效：鳗鱼为胎宝宝大脑发育提供营养。

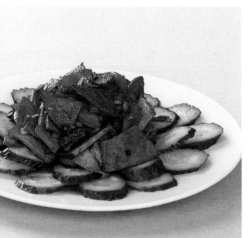

猪肝拌黄瓜

原料：猪肝1/2个，黄瓜1/2根，香菜1棵，盐、酱油、醋、香油各适量。

做法：① 猪肝洗净，煮熟，切成薄片；黄瓜洗净，切片；香菜择洗干净，切末。② 将黄瓜摆在盘内垫底，放上猪肝、酱油、醋、盐、香油，撒上香菜末，食用时拌匀即可。

营养功效：猪肝含有优质蛋白质及易被人体吸收利用的铁、钙、锌和维生素，可增加孕妈妈血液中的铁含量，以满足胎宝宝生长发育的需要。

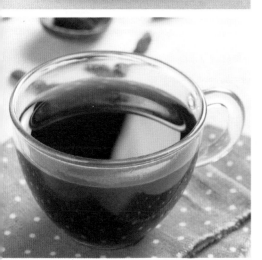

桑葚汁

原料：桑葚10颗，冰糖适量。

做法：① 桑葚洗净后放入锅中，倒入3倍的清水，大火煮开后转中小火；煮的过程中，用勺子或铲子碾碎果肉。② 根据个人口味，加几块冰糖同煮5~10分钟即可。

营养功效：桑葚汁色泽红艳，酸甜可口，消食开胃，增进食欲，可帮助孕妈妈消化、吸收和胎宝宝摄入更多的营养素。

准爸爸的胎教时光

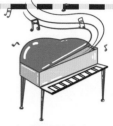

胎宝宝漂亮的眼睛就像夜空中的星星，一闪一闪，亮晶晶的，也像夜晚倒映在海平面上的月光。准爸爸把你生活中的点点滴滴都讲给胎宝宝听吧，可以是工作中的趣事，也可以是和孕妈妈相处的小秘密，相信胎宝宝会睁大他那漂亮的眼睛，听得津津有味。

音乐能让胎宝宝得到艺术和美的熏陶，准爸爸可为胎宝宝播放适当的曲子。

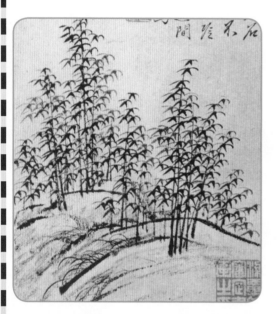

音乐胎教：《月光下的凤尾竹》

《月光下的凤尾竹》是一首著名的傣族乐曲，由著名音乐家施光南谱曲，以葫芦丝演奏的版本较为常见。

乐曲为我们描绘了这样一幅画面：最后一片晚霞依依不舍地挥袖道别，将一切交给了静夜。夜幕下，月牙露出清凉的笑脸，小星星躲在月牙身后，调皮地眨着好奇的眼睛。月光流泻，轻柔地将神秘的薄雾洒在一株株凤尾竹上。竹林中传来了阵阵葫芦丝悠扬婉转的声音……

情绪胎教：笑一笑

等下一班车吧

一个女售票员和她丈夫饭后散步回来，女的先进门，顺手就把门关上了，丈夫在外面大吼："开门，我还在外面呢！"他妻子在里面叫道："吵什么吵，等下一班车吧！"

最后一名

记者问最后一名跑到终点的运动员："你跑了最后一名，是不是很没劲啊？"运动员激动地说："怎么能说没劲呢？你没看到他们7个人被我追得直跑吗？"

爸爸

周末早上，丈夫还在睡觉，他的朋友托尼却已来访，我连忙对3岁的女儿说："快，快去叫爸爸。"女儿望着我，迟疑了一会儿，走到托尼面前，怯生生地喊了一声："爸爸。"

故事胎教：《夸父逐日》

　　远古时候，在北方荒野中，有座巍峨雄伟、高耸入云的高山。在山林深处，生活着一群力大无穷的巨人，他们的首领叫夸父。那时候大地荒凉，毒物猛兽横行，人们生活凄苦，经常要与猛兽搏斗。有一年，天气非常热，火辣辣的太阳直射在大地上，树木被晒焦了，河流也干枯了，人们热得快活不下去了。夸父看到这种情形很难过，他仰头望着太阳，告诉族人："太阳实在是可恶，我要追上太阳，捉住它，让它听从人的指挥。"

　　第二天，太阳刚刚从海上升起，夸父告别族人，就向着太阳升起的方向追去。太阳在空中移动，夸父在地上像风一样奔跑，他穿过一座座大山，跨过一条条河流，大地在他的脚下"轰轰"作响。

　　夸父跑累了的时候，就打个盹，醒来将鞋里的土抖落在地上，于是形成大土山。饿的时候，他就摘野果充饥。有时候夸父也煮饭，他用三块石头架锅，这三块石头后来就成了三座鼎足而立的高山，有几千米高。

　　夸父追着太阳跑，眼看离太阳越来越近，终于，夸父在太阳落山的地方追上了太阳。可是太阳炽热异常，夸父感到又渴又累。他跑到黄河边，一口气把黄河水喝干，可是还是不解渴；于是他又跑到渭河边，把渭河水也喝光，仍不解渴；夸父又向北跑去，那里有纵横千里的大泽，大泽里的水足够夸父解渴。

　　但是，夸父还没有跑到大泽，就在半路倒下了。夸父倒下的时候，心里充满遗憾，他还牵挂着自己的族人，于是将自己手中的木杖扔了出去。木杖落地的地方，顿时生出大片郁郁葱葱的桃林。这片桃林终年茂盛，为往来的过客遮阳，结出的鲜桃为勤劳的人们解渴，让人们能够消除疲劳，精力充沛地踏上旅程。

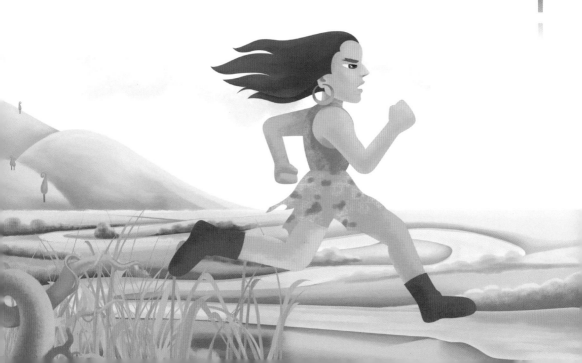

胎宝宝能分辨明暗了

胎宝宝的眼睛一会儿睁开，一会儿闭上，睡眠有规律，而且他已经能分辨明暗了，甚至可以追踪光源。有时候，他可以睁开眼睛并把头转向从妈妈子宫壁外透射进来光的方向。胎宝宝在看什么呢？是不是想要看清楚爸爸妈妈？

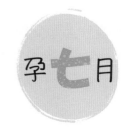

孕七月

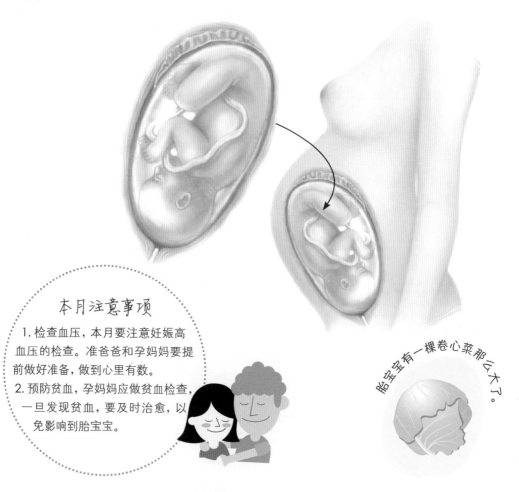

本月注意事项

1. 检查血压，本月要注意妊娠高血压的检查。准爸爸和孕妈妈要提前做好准备，做到心里有数。

2. 预防贫血，孕妈妈应做贫血检查，一旦发现贫血，要及时治愈，以免影响到胎宝宝。

胎宝宝有一棵卷心菜那么大了。

孕妈妈的身体变化

孕妈妈的大肚子成了醒目的标志，为了保持平衡，走路呈现出特有的姿态。到孕 28 周时宫高范围在 22.4~29 厘米。

孕妈妈有腹部的紧绷感，用手触摸感觉腹部发硬，持续几秒就会消失。

孕妈妈的情绪变化

本月孕妈妈可能会觉得睡眠不安，经常做一些记忆清晰的噩梦，梦见自己在努力逃避什么，甚至梦见自己从很高的地方掉下来……这是你在怀孕阶段对即将承担的母亲角色感到忧虑不安的反应，是十分正常的。

你的宝宝长这样

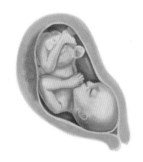

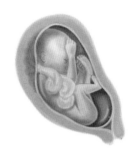

孕 25 周　大脑神经发育高峰期

本周胎宝宝体重已达到 600 克左右，子宫对胎宝宝来说不再是"大房间"了，他的身体占据了相当大的空间；皮肤比上周舒展很多，也变得饱满了；感觉器官中味蕾正在形成，可以品尝到味道了；大脑神经发育又一次进入了高峰期，大脑细胞迅速增殖分化，体积增大；胎宝宝的动作更加敏捷，可以轻松地抓住自己的脚；对光的反应也更加敏感。

孕 26 周　听力和视力发育"里程碑"

在这周内，胎宝宝的体重将会增长 150~200 克，全身依然覆盖着细细的绒毛，皮下脂肪已经出现，但胎宝宝还是很瘦；胎宝宝的听力系统已经完全形成，对声音更加敏感；可以睁开眼睛，视觉神经开始工作，当孕妈妈用手电筒照腹部时，胎宝宝会把头转向光亮的地方；胎宝宝有了呼吸，但肺部尚未发育完全。

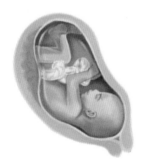

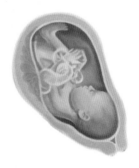

孕 27 周　大脑活动活跃

到本周末胎宝宝身长可以达到 38 厘米左右，体重也接近 900 克；大脑活动异常活跃，大脑皮层表面开始出现沟回，脑组织也快速增长；头上已经长出了短短的胎发，眼睛已经可以睁开和闭合了；睡眠也变得非常规律；女宝宝的小阴唇开始发育，而男宝宝的睾丸还没有降下来。

孕 28 周　脂肪层继续积累

到本周末胎宝宝的体重会增加到 1 千克以上，脂肪层继续积累，体内脂肪可能会占到他体重的 2%~3%；他几乎充满了整个子宫，因为空间有限，胎宝宝的活动次数变少了；胎宝宝努力地练习呼吸运动，但他的肺叶还没有发育完全。

陪孕妈妈做产检

孕 7 月，除了常规的检查项目，孕妈妈还可能会做 B 超检查、心电图检查，由此来了解胎宝宝的发育情况，以及胎盘的位置和成熟度。准爸爸要陪孕妈妈一起去产检，这样能第一时间看到可爱的胎宝宝。

本月产检项目

☐ 体重检查：通过孕妈妈的体重增长情况对孕妈妈进行合理的饮食指导。

☐ 血压检查：检测孕妈妈是否患有高血压或低血压。

☐ 尿常规：便于医生了解孕妈妈肾脏的情况。

☐ B 超检查：可了解胎宝宝的发育情况有无异常。

☐ 听胎心音：监测胎宝宝是否正常。

☐ 测量宫高、腹围：了解胎宝宝宫内发育情况，是否发育迟缓或为巨大儿。

☐ 血常规：是否有贫血迹象。

注：以上产检项目可作为孕妈妈产检参考，具体产检项目以医院及医生提供的建议为准。

关于产检准爸爸要知道的

孕妈妈这个月要做 B 超，检查胎盘和胎位状况，有的孕妈妈也会做心电图检查。对于这些检查项目孕妈妈要怎样应对才能顺利通过，并能如实反映孕妈妈和胎宝宝的状况呢，准爸爸快来看看吧。

1 诊断前置胎盘

如果孕中期 B 超显示胎盘位置较低，可认为是前置胎盘状态，孕妈妈应定期做检查，如果到孕 28 周仍是如此，到孕 36 周可作诊断，确诊是否为前置胎盘。

2 心电图检查的注意事项

孕妈妈不要空腹做心电图，以免出现低血糖，引起心跳加速，影响心电图的结果。准爸爸要叮嘱孕妈妈吃早餐；不要在匆匆忙忙的状态下做心电图，检查前最好先休息一会儿，等平静下来再做检查；检查时不要紧张。

3 量血压时要放松

一般血压有 2 个高峰，一个是在上午 6~10 点，另一个是在下午 2~8 点，一般在这 2 个时间段的血压比较能反映真实情况。孕妈妈一定不能忽略量血压这个检查。量血压时一定要放松，孕妈妈可以先休息 15 分钟，平静下来以后再进行测量。

听专家说产检报告单

　　B 超检查报告单如何显示胎盘位置和级别，心电图报告单该如何看，准爸爸和孕妈妈一定都很想知道。下面就跟着专家一起来学习一下吧。

B 超检查报告单

　　胎盘位置：通常，胎盘位置多表示为胎盘位于子宫的前壁、后壁或侧壁，这些都是正常的。如果是前置胎盘，常提示异常情况的发生。

　　胎盘级别：B 超单上常列出胎盘级别，孕 28 周，正常级别应在 0~1 级，只需看后面的级别即可了解情况。

　　脐动脉的收缩压 / 舒张压血流比值：这与胎宝宝供血有关，通常情况下，随孕周增加，收缩压下降，舒张压上升，近足月时，这个比值小于 3。

看懂胎位检查结果

　　孕 28 周以后，医生常会做 B 超检查来查看胎宝宝的胎位。通常情况下，结果会有以下几种：头位、臀位、横位。

　　如果结果显示为头位，提示为正常胎位，孕妈妈无须担心。

　　如果是臀位、横位，则为胎位不正，应在医生指导下进行纠正。若到孕 32 周，纠正过来的可能性就不大了。

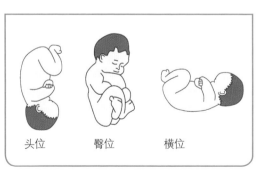

头位　　　臀位　　　横位

看懂心电图报告单

　　心电图指的是心脏在每个心动周期中，由起搏点、心房、心室相继兴奋，伴随着心电图生物电的变化，通过心电描记器从体表引出多种形式的电位变化的图形。心电图是心脏搏动的发生、传播及恢复过程的客观指标。孕中期做心电图检查是为了查看孕妈妈的心脏负担情况。因为随着孕期进展，胎宝宝的不断生长发育，孕妈妈需要的能量和营养也就越多，对心脏功能要求也就越高。做心电图检查可以确定是否存在异常，及时发现并预防妊娠并发症。

　　孕妈妈的心率在 60~100 次 / 分钟为正常。正常的 PR 间期为 120~200 毫秒，说明心房功能好，没有传导阻滞。ST 没有异常，说明心肌供血正常。

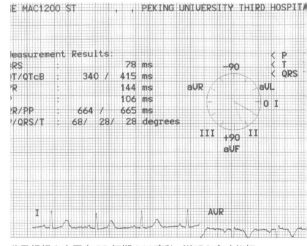

此孕妈妈心电图中 PR 间期 144 毫秒，说明心房功能好。

本月生活细节注意事项

孕 7 月，由于腹部迅速增大，孕妈妈很容易感到疲劳。准爸爸要多关注孕妈妈平时生活中的细节，经常为孕妈妈做按摩，消除孕妈妈的身体不适；为宝宝购买婴儿服装、婴儿床等，做好宝宝出生前的准备。

为孕妈妈拍一张美美的大肚照

怀孕是人生特殊的时期，对孕妈妈来说非常珍贵。为了留住孕妈妈这一刻充满母爱的美，更为了给孕妈妈和未来的宝宝留下一个永远的纪念，准爸爸陪孕妈妈去拍一套或温馨、可爱、时尚的大肚照吧！这时候孕妈妈的肚子已经够大了，正是拍大肚照的好时期，这可是不容错过的珍贵时刻。

拍照时让孕妈妈化淡妆

准爸爸和孕妈妈要提前和摄影师或影楼工作人员预约好拍摄时间，最好选择比较温暖不太热的时候。如果是在夏天，最好是在上午的时候拍外景。提前一天将头发洗干净，最好不要绑头发。和化妆师沟通好，只化淡妆，并尽量缩短化妆的时间。敏感肌肤最好自带化妆品。

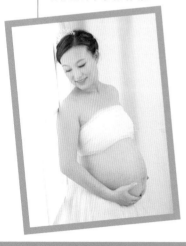
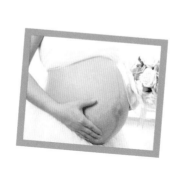
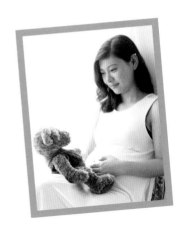

准爸爸要做的事

马上进入孕晚期了，准爸爸的任务更艰巨了，因为这时的孕妈妈更需要你的呵护，要积极学习孕晚期的护理知识，掌握一些异常情况的处理方法，有备无患。

进行光照胎教
由孕妈妈确定胎宝宝在醒着的状态，准爸爸先和胎宝宝说话，再用手电筒配合孕妈妈进行光照胎教，注意光照时间不要太长。

给妻子准备靠垫
孕妈妈常感到腰背酸痛或腿痛，准爸爸除了给孕妈妈做按摩外，还可为她准备几个靠垫，让她在坐或卧时使用。

牢记纪念日
还记得那些只属于你俩的特殊日子吗？准爸爸在纪念日准备点浪漫的小插曲，会让孕妈妈感到生活的甜蜜。

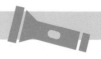

孕妈妈容易疲劳，最好选择周一、周二等影楼生意较淡的时段去，等候时间不会太长。

侧身照凸显腹部曲线

孕妈妈拍照时最好多拍侧身照，可以凸显孕妈妈的腹部轮廓。拍照时，孕妈妈根据摄影师的指导做一些简单的姿势即可，手可以自然叉腰或抱腹。给孕妈妈和胎宝宝拍完之后，准爸爸也可以加入，拍几张幸福的全家福。

鼓励孕妈妈把肚子露出来

既然是拍孕妇照，孕妈妈一定要拍一组露出大肚的照片。孕妈妈可以带一件准爸爸的大衬衫，只系最上面的3颗纽扣，剩下的部分可以自然垂下，大肚子就会露出来；下身穿上牛仔裤就可以了，也可以穿运动上衣配上运动裤。为了追求梦幻飘逸的感觉，孕妈妈还可以穿一条长长的裙子。

掌握拍大肚照技巧，变美就在一瞬间

* **姿势随意要抓拍** 孕妈妈和常人不同，没办法摆出很多复杂的姿势，而且摆造型或者摆姿势的时候很容易劳累，这就要求摄影师要学会抓拍。

* **服装简单** 一般来说，选择丝滑的面料，款式比较简单易穿着的服装比较好。这样换装比较方便，孕妈妈也不会因为拍照而过于劳累。

* **拍摄时间不要过长** 如果拍照时间过长，孕妈妈身体可能会吃不消。一般拍1~2小时就可以了。

* **选择专门的影楼** 准爸爸要选择专门给孕妈妈拍摄的影楼，这样专业性会比较强，而且有很多孕妇服装可以选择。

* **拍摄环境不要太封闭** 孕妈妈拍摄大肚照最好选择空气流通的地方，环境不可太封闭，以免影响孕妈妈的健康状况。

给宝宝取名字

准爸爸要好好做功课，多准备一些好听又富含寓意的名字，以备你和孕妈妈一起挑选。

布置宝宝的房间

和孕妈妈一起布置宝宝的房间，为宝宝选择适合他的家居用品。

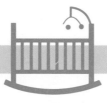

准备待产包

孕7月准备待产包时间充裕，准爸爸一定要在入院前将待产包准备齐全。

主动了解如何照顾新生儿

准爸爸要提前了解如何照顾新生儿，可以去学专门照顾新生儿的课程，也可以向有经验的人请教。

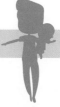

妊娠高血压疾病，早发现早治疗

妊娠高血压疾病是产科常见病，在我国的发病率为 5%~12%。妊娠高血压疾病严重影响母婴健康，是导致孕妈妈和胎宝宝发病和死亡的主要原因之一。按时产检能及早发现及早治疗妊娠高血压疾病，可大大减少对孕妈妈的伤害。

妊娠高血压疾病的影响

对母体的影响：妊娠高血压疾病易引起胎盘早期剥离、子痫、心力衰竭、凝血功能障碍及产后血液循环障碍等。

对胎宝宝的影响：可能出现早产、胎儿窘迫等。

在家如何监护妊娠高血压疾病

妊娠高血压疾病对母婴的危害很大，如果孕妈妈病情严重，是需住院降压治疗的。但如果孕妈妈只是单纯性的、轻度的高血压，可在家治疗。在家治疗的孕妈妈要每天测量体重及血压，然后按医生要求定期去医院复查尿蛋白、血压，并同时检查胎宝宝的发育情况及胎盘功能。如果出现蛋白尿、头晕头痛乃至抽搐、腹部发紧或阴道流血等症状，要尽快就医。

易患妊娠高血压疾病的人群

* 初产妇
* 体形矮胖者
* 营养不良 特别是伴有严重贫血者。患有原发性高血压、慢性肾炎、糖尿病合并妊娠者，其发病率较高，病情可能更为复杂。
* 双胎、羊水过多的孕妈妈 发病率较高。
* 家族史 如孕妈妈的母亲有先兆子痫，孕妈妈发病的可能性较高。

提前选购宝宝用品

宝宝用品种类繁多，准爸爸需要提前做选择。

向过来人取经

过来人都有经验，可以向她们多咨询，问问她们在做生产准备的时候，什么东西是要准备的，什么是买了根本没用的，再根据她们的建议购置。

该去哪里买

在品牌实体店以及各大商场的婴儿用品专区购买宝宝用品，准爸爸和孕妈妈可以亲手触摸到货物，而且像婴儿床、婴儿车以及安全座椅之类，一般都会有销售人员告诉你们应该怎样组装和安装，并为你指出不同款式的不同附加功能。除了实体商店，网上购物也可以。一般来说，网上购物更便宜一些，而且送货上门。准爸爸和孕妈妈可以先到实体店亲自体验一下，然后根据型号和款式在网上购买，既能保证实用，又可以节省费用。

买打折的品牌商品

一些大的品牌商品，会在一定的时期推出优惠商品，可以趁此机会采购一些，既能保证质量，又能节省开支。

一般用品不要买太多

一般用品不宜大量采购，尤其是奶粉，在不确定新妈妈是否乳汁充足的时候，最好先少买一点，以免浪费。

双胞胎或多胞胎家庭需怎样准备

　　怀有多胞胎的孕妈妈在准备待产包时，宝宝的东西就需要多准备了。双胞胎孕妈妈需要多准备宝宝的衣物、奶瓶、尿片等，但像婴儿床、蚊帐这些宝宝可以共用的物品，孕妈妈准备一份就可以了。

　　多胞胎的孕妈妈分娩所需要的物品种类不需要增多，和怀有一个宝宝的孕妈妈一样。

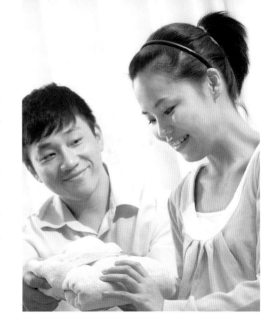

待产包清单

妈妈用品一览	
梳洗用具	牙膏、牙刷、漱口水、漱口杯、香皂、洗面奶、毛巾 3 条 (擦脸、身体和下身)、擦洗乳房的方巾 2 条、小脸盆 2 个
特殊衣物	大号棉内裤 3 条、哺乳文胸 2 件、防溢乳垫、便于哺乳的前扣式睡衣、束腹带、产妇垫巾、特殊或加长加大卫生巾、面巾纸、保暖的拖鞋 (冬天要带后跟的)
个人餐具	水杯、汤匙、饭盆、吸管
方便食品	准备一些巧克力或饼干，饿了随时吃
医疗文件	户口本或身份证 (夫妻双方)、医疗保险卡或生育保险卡、有关病历、住院押金等
其他用品	吸奶器、妊娠油、手机、照相机、充电器等
宝宝用品一览	
喂养用品	奶瓶、奶瓶刷、配方奶 (小包装即可，以防母乳不足)、小勺
婴儿护肤	婴儿爽身粉、婴儿护臀霜、婴儿湿巾、最小号纸尿裤或棉质尿布、隔尿垫、婴儿专用棉签
服装用品	"和尚领" 内衣、连体服、护脐带、小袜子、婴儿帽、出院穿着的衣服和抱被 (根据季节准备)

别担心，这是胎宝宝在打嗝

胎宝宝也会打嗝？是的，别看胎宝宝小，可他表现出的状态已经完全是个"小大人"了。有些无医学根据的处理方式，如服用蜂蜜来治疗胎宝宝打嗝的方法，准爸爸和孕妈妈不要轻信。

胎宝宝打嗝时孕妈妈的感觉

胎宝宝打嗝时，会在孕妈妈的腹中有规律地动，两三秒一次，持续的时间为2~5分钟，有时候会持续10~20分钟，具体表现为一跳一跳的，类似心跳。孕妈妈手摸在跳动的地方，会一弹一弹的，很有规律，每次几十下，持续几分钟。

胎宝宝有时候会半夜打嗝，有时候早上起来会打嗝，这时轻轻地摸摸他，然后过几分钟可能就不打了，这感觉很奇妙。

打嗝正常吗

胎宝宝打嗝的时候，有些孕妈妈可能会觉得不舒服，甚至会焦虑：这样打嗝会影响胎宝宝吗？其实，胎宝宝打嗝是很正常的，就跟我们大人呼吸一样。

为什么会打嗝

因为胎宝宝的肺部还没有发育好，所以要不断吞食羊水，在吞食羊水的同时练习肺部的呼吸，以便出生后能够像成人一样正常地呼吸。也就是说，胎宝宝打嗝其实是一种提升肺部呼吸能力的方式，孕妈妈不必担心，在胎宝宝打嗝的时候轻轻抚摸他就可以了。

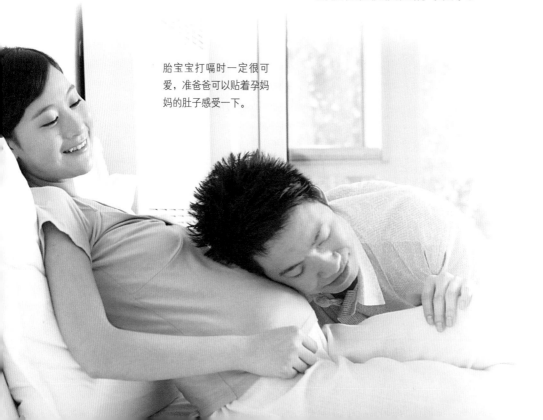

胎宝宝打嗝时一定很可爱，准爸爸可以贴着孕妈妈的肚子感受一下。

四季出门必备物品

　　孕妈妈可能因为怀孕和工作把自己弄得焦头烂额，准爸爸要呵护好孕妈妈，在心理和身体上都照顾好孕妈妈。不论春夏秋冬，孕妈妈出门前，准爸爸都要将她全副武装起来，保护好她和腹中的胎宝宝。

春季必备

春季的温差变化特别大，在这个季节，早晨和晚上穿着棉衣可能也不觉得热，中午却暖阳高照。所以准爸爸一定要让孕妈妈做好两手准备，外出的时候不管天有多热，都要随身携带厚外套。除此之外，春天风沙较大，孕妈妈出门的时候一定要记得戴口罩。

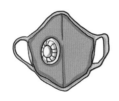

夏季必备

夏季是多雨的季节，前一分钟可能还是艳阳高照、晴空万里，下一分钟则可能电闪雷鸣、大雨倾盆，所以孕妈妈出门前一定要记得带伞。夏季的阳光照射比较强烈，皮肤长时间暴露在烈日下容易受伤，为了方便携带，准爸爸可以为孕妈妈准备一把遮阳兼防雨两用的伞。

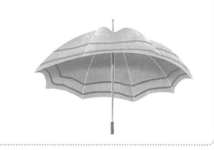

秋季必备

秋季多雨、昼夜温差大、中午阳光照射强烈，所以孕妈妈外出前除了要携带外套，还要准备好遮阳兼防雨的两用伞。

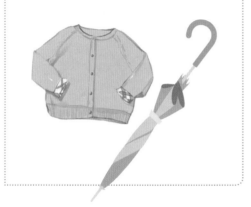

冬季必备

冬季寒冷，多雨雪，孕妈妈外出前一定要注意保暖，以免着凉感冒。雨雪天气道路十分湿滑，孕妈妈穿鞋要做好防滑措施。保护好自己，才有能力保护胎宝宝。孕妈妈出门前，准爸爸一定要查询天气预报，以便做好全面的准备。

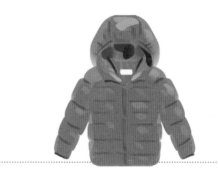

为妻子赶跑孕期抑郁

很多时候,准爸爸会简单地把孕妈妈的沮丧和抑郁归结为一时的情绪失调。其实,这是因为孕期激素水平迅速升高而引起的。找到孕妈妈抑郁的原因和根源,采取相应的办法,才能使孕妈妈和胎宝宝快乐度过这段美好时光。

导致孕期抑郁的原因

怀孕期间体内激素水平的显著变化,会引起孕妈妈情绪波动变大。孕妈妈很可能在怀孕 6~10 周时初次经历这些变化,然后在孕中晚期再次体验到这些变化。

孕期抑郁的症状

如果在一段时间(至少 2 周)内有以下 4 种或更多的症状,则可能已患有孕期抑郁症。如果其中的一两种情况近期特别困扰孕妈妈,则必须引起高度重视。

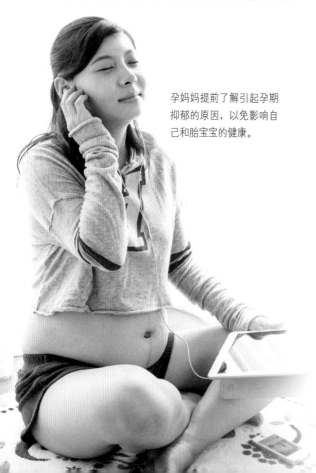

孕妈妈提前了解引起孕期抑郁的原因,以免影响自己和胎宝宝的健康。

准爸爸要注意观察,如果孕妈妈有抑郁的症状,准爸爸要及时给予安慰。

1.不能集中注意力。

2.焦虑。

3.易怒。

4.睡眠不好。

5.非常容易疲劳,或有持续的疲劳感。

6.不停地想吃东西或者毫无食欲。

7.对什么都不感兴趣,总是提不起精神。

8.持续情绪低落,想哭。

9.情绪起伏很大,喜怒无常。

远离孕期抑郁的小窍门

多交流:保证每天有足够的时间和准爸爸在一起,并保持亲密的交流。如果身体允许,可以考虑一起外出度假,尽可能营造温馨的家庭环境。

把坏情绪表达出来:向亲人和朋友们说出自己对于未来的恐惧和担忧,告诉他们自己对怀孕感到恐慌和害怕。相信他们一定会给予孕妈妈安慰和帮助。

转移注意力:孕妈妈可以在孕期为胎宝宝准备一些出生后要用的东西,比如衣服、鞋袜等,看着这些可爱的小物品,想着宝宝出生后的幸福生活,孕妈妈会感觉心情愉快,对缓解孕期抑郁有帮助。

守护妻子做孕妇瑜伽

孕妈妈练习瑜伽可以增强体力和骨盆、肌肉张力,增强身体的平衡感,提高整个肌肉组织的柔韧度和灵活度;同时加快血液循环,还能够很好地控制呼吸。练习瑜伽还可以起到按摩身体内部器官的作用,有益于改善睡眠,形成积极健康的生活态度。

但需要特别注意的是,对于那些谁都能做到的初级瑜伽动作,孕妈妈可以自己练练。但是若动作有难度,练习时必须有专业人员的指导,什么动作可以做,什么动作不宜做,应听从专业人员的指导。即便是初级瑜伽动作,孕妈妈做的时候也要有准爸爸或家人守护在侧,以防万一。

墙上俯卧撑	站立蹲式	面朝上的桌式

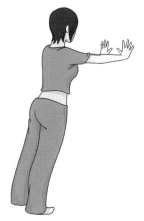

①面对墙一臂距离站立,双脚分开,与肩同宽,两手掌贴墙。

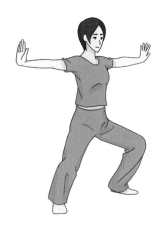

①双脚分开大约 1.5 个肩宽,双臂平伸,掌心朝外,掌根用力向外推,呼气时屈腿下蹲。

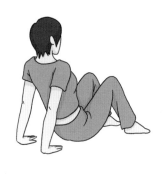

①坐在瑜伽垫上,双腿弯曲,双脚打开,与肩同宽,双手放于臀部后方一掌的位置,指尖朝向臀部。

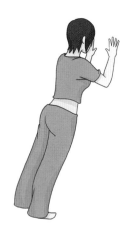

②慢慢呼气的同时屈臂,注意从头到脚保持一条直线。

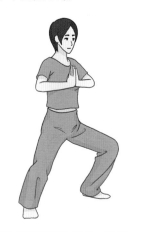

②如果感觉以上动作有难度,可以将双手在胸前合十,或者放于身体前方。

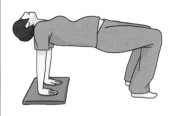

②吸气,臀部上抬,让膝盖、髋骨、头在同一个平面上,并且与地面平行,保持 3~5 组呼吸(一定要有家人保护,如果孕妈妈觉得手腕用不上劲,可以垫上毯子或薄被来缓解手腕的不适感)。

准爸爸营养小厨房

日益增大的腹部可能会导致孕妈妈胃口下降，准爸爸这时候要充分展示自己的厨艺，多做一些孕妈妈喜爱吃的菜品，同时要提醒孕妈妈每天补充不少于 2 000 毫升的水分，包括粥、汤、饮料及直接饮水等，以满足孕妈妈和胎宝宝的代谢需求。

本月重点营养素

这个月，胎宝宝的生长速度依然很快，需要优质营养的供给，如蛋白质、钙、铁、维生素 E、B 族维生素等。

蛋白质： 孕 7 月，孕妈妈对蛋白质的需要量和孕 6 月一样，每天应摄入 75~95 克。此外，水肿的孕妈妈，特别是营养不良引起水肿的孕妈妈，要注意优质蛋白质的摄入，多吃些肉、鱼、奶、蛋、豆类等。

钙、铁、维生素 E： 本月胎宝宝脑组织快速增殖，皮肤与生殖器官的发育处在重要阶段，需要多吃些富含钙、铁、维生素 E 的食物，如黄豆、牛奶、胡萝卜、玉米等。

B 族维生素： B 族维生素能够促进蛋白质、碳水化合物、脂肪酸的代谢合成，可满足此阶段胎宝宝成长所需的各种营养。含维生素 B_1 的食物有猪肉等；含维生素 B_2 的食物有鱼类、蛋类等；富含维生素 B_{12} 的食物有动物肝脏、牛肉、猪肉、蛋类等。

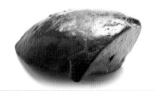

准爸爸需要做些啥

- ✔ **监督妻子科学地喝孕妇奶粉。** 孕妈妈喝孕妇奶粉时首先要控制量，每天不能超过两杯，不能既喝孕妇奶粉，又喝其他牛奶、酸奶，或者吃大量奶酪等奶制品。这样会增加肾脏负担，影响肾功能。

- ✔ **帮助妻子控制体重。** 孕 13~28 周是孕妈妈体重迅速增长、胎宝宝迅速成长的阶段，也是妊娠高血压、糖尿病的高发期。准爸爸给孕妈妈准备饮食时要注意，主食最好是米面和杂粮搭配，副食则要全面多样、荤素搭配。

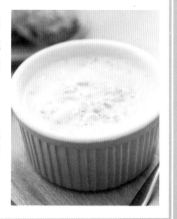

一周饮食安排

　　孕 7 月，孕妈妈的体重增加较快，因此应注意在均衡饮食的基础上，减少高脂肪、高热量的食物，适量增加富含维生素的食物。大多数维生素在体内无法合成，必须通过食物补充，但在烹调过程中特别容易损失，所以吃蔬菜时要注意烹调方式，尽量急火快炒，能生吃的则可以生吃。

星期	早餐	午餐	晚餐	加餐
一	全麦面包 鸡蛋 煎豆腐 西红柿草莓汁	二米饭 松子核桃爆鸡丁 素炒西葫芦 银耳汤	雪菜肉丝面 凉拌芹菜叶 尖椒炒猪肝	红薯块 李子 牛奶
二	蒸南瓜 煎三文鱼 樱桃虾仁沙拉 (P135)	花卷 芦笋炒肉 甜椒炒香菇 海参汤	芸豆粥 胡萝卜炒鸭肉 素炒绿豆芽 珍珠三鲜汤	火龙果 腰果
三	三鲜馄饨 芹菜拌腐竹 苹果	米饭 菜花炒肉片 素炒菜心 玉米牛蒡排骨汤	香菇油菜疙瘩汤 糖醋莲藕 (P44) 青笋炒肉 风味鸡丝	西红柿 黄瓜 酸奶草莓露 (P135)
四	炒馒头 (P134) 鲜香肉蛋羹 酸奶圣女果	黑豆饭 (P45) 枣杞蒸鸡 海米白菜 芦笋口蘑汤	蔬菜虾肉饺 什锦西蓝花 西芹炒香干 菌蔬汤	苏打饼干 牛奶
五	糙米绿豆糊 鸡蛋 凉拌萝卜丝	牛肉饼 炒苋菜 松仁海带汤 橙子	芦笋蛤蜊饭 香菇豆腐煲 炒小白菜 山药腰片汤	核桃仁 苹果 牛奶
六	西红柿菠菜面 煎蛋 风味菜心 火龙果	豆角焖米饭 (P135) 南瓜炖牛腩 炒木耳菜 口蘑鸡丝汤	杂粮馒头 凉拌豆腐 槐花猪肚汤 (P134)	碧根果 梨 牛奶
日	荠菜包 南瓜玉米浆 炝拌豆腐干	杂粮饭 素炒青笋 红烧鳝鱼 (P134) 金针菇豆芽汤	五仁大米粥 紫薯 彩椒肉片 蒜香黄豆芽	香蕉 牛奶

本月营养食谱推荐

炒馒头

原料：馒头、西红柿、鸡蛋各 1 个，木耳 2 朵，盐、葱末各适量。

做法：① 馒头切小块；木耳泡发、洗净、切块；西红柿洗净、切块；鸡蛋打散。② 锅加热，刷一点油，将馒头块倒入锅中用小火烘，盛出备用。③ 锅里加油，放入木耳翻炒，倒入鸡蛋液，再加西红柿块和适量清水，加盐和馒头块翻炒均匀，撒上葱末。

营养功效：木耳和鸡蛋含铁丰富，可满足胎宝宝发育对铁的需要量。

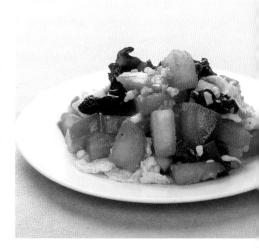

红烧鳝鱼

原料：鳝鱼 1 条，蒜蓉、葱花、酱油、盐各适量。

做法：① 鳝鱼去内脏、洗净，切成 3 厘米长的段。② 油锅烧热，先入蒜蓉，随即倒入鳝鱼段，翻炒 3 分钟，再焖炒 3 分钟。③ 加盐、酱油、清水，继续焖烧 20~30 分钟，至汤汁快收干时，撒入葱花，盛出即可。

营养功效：鳝鱼含有丰富的氨基酸、卵磷脂、钾、钙、锌等营养素，对胎宝宝大脑的发育大有助益。

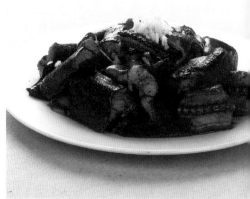

槐花猪肚汤

原料：猪肚 1/2 个，木耳 2 朵，槐花 4 朵，盐、香油各适量。

做法：① 将猪肚用盐擦洗，除去黏液，洗净，切块；木耳泡发，去蒂；槐花洗净后煮水，去渣留汁。② 将猪肚、清水放入锅内，煮开后加木耳、槐花汁，煮至猪肚软熟，加盐调味，淋上香油。

营养功效：猪肚是滋补的佳品，还能补脑益智，适合在胎宝宝大脑发育的第二个高峰期食用。

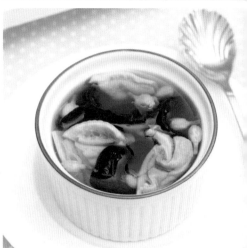

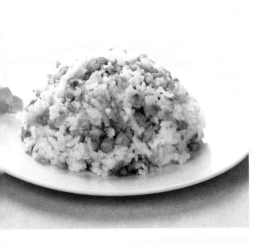

豆角焖米饭

原料：米饭 1/2 碗，豆角一把，盐适量。

做法：① 豆角、大米分别洗净。② 豆角切丁，放在油锅里略炒一下。③ 将豆角丁、大米放在电饭煲里，再加入比焖米饭时稍少一点的水，焖熟即可，可根据自己的口味适当加盐调味。

营养功效：豆角含有丰富的蛋白质、烟酸、维生素 B_1、维生素 B_2 等营养素，对胎宝宝此阶段的生长发育非常有帮助。

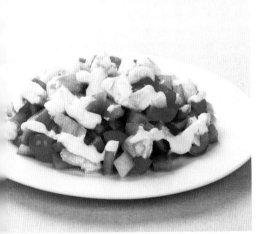

樱桃虾仁沙拉

原料：樱桃 6 颗，虾仁 4 个，青椒 1/2 个，沙拉酱适量。

做法：① 樱桃、青椒分别洗净，切丁；虾仁洗净，切丁。② 虾仁丁放入开水中焯熟捞出，用冷水冲凉。③ 虾仁丁、樱桃丁及青椒丁放入盘中拌匀，淋上沙拉酱。

营养功效：樱桃含铁量丰富，虾仁是高铁、高钙食物。此菜补益效果绝佳。

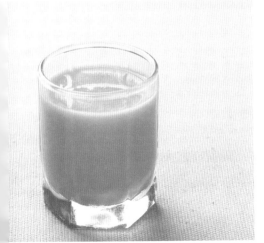

酸奶草莓露

原料：草莓 4 个，酸奶 1 杯（250 毫升），白糖适量。

做法：① 草莓洗净、去蒂，放入搅拌机中，加入酸奶，一起搅打成糊状。② 依据个人口味放入适量白糖即可。

营养功效：草莓含有丰富的维生素 C、胡萝卜素、钾、膳食纤维，搭配酸奶，对孕妈妈和胎宝宝的皮肤有很好的润泽作用，同时还能为胎宝宝的快速发育提供钙质。

准爸爸的胎教时光

此时，胎宝宝的听觉系统已经发育得较完善，准爸爸和孕妈妈要把握好这个时间段，尽可能多地抽出时间来给胎宝宝做胎教，培养胎宝宝对声音的接受能力。

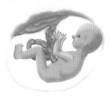

准爸爸可以多用声音和胎宝宝互动。

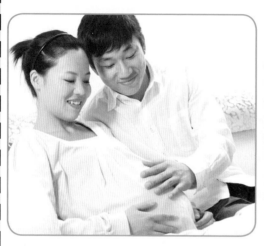

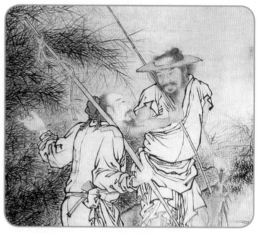

情绪胎教：准爸爸与胎宝宝的踢肚子游戏

当胎宝宝踢孕妈妈的肚皮时，孕妈妈应做出迅速的反应，轻轻拍打一下被踢的部位，然后静静等待小家伙的第二脚。一般在一两分钟后，胎宝宝会再踢，这时候可以由准爸爸来轻拍胎宝宝踢的部位，并问胎宝宝："宝贝，猜猜哪一次是爸爸拍的？"如果胎宝宝踢中了准爸爸拍的位置，准爸爸一定要及时给予夸奖。需要注意的是，如果在游戏中宝宝出现躁动、乱动，让孕妈妈不舒服的话，准爸爸就要暂停这个游戏了。

音乐胎教：民乐《渔樵问答》

《渔樵问答》是一首流传了几百年的古琴名曲，讲述的是渔夫和樵夫互相问答的故事，反映了希望摆脱凡尘俗世羁绊的向往。

此曲中有问有答，上升的曲调表示问句，下降的曲调表示答句，表现了一种悠然自得、渔樵此问彼答的情景，描绘了摇船捕鱼和伐木的劳动场面，塑造了渔樵在青山绿水间悠然自得的生活状态。乐曲上半篇曲调飘逸洒脱，下半篇新的音调的加入，刻画出隐士的豪放不羁、潇洒自得，使人仿佛感受到高山巍巍、樵夫咚咚的斧伐声。

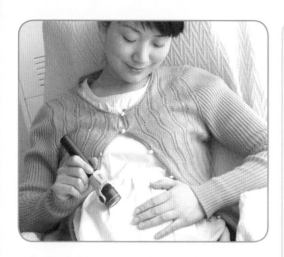

光照胎教：用手电筒照腹部

每天晚上感受到胎动时，可以用手电的弱光光源，紧贴孕妈妈腹部，照射胎宝宝头部 10 秒左右。此时大多数胎宝宝的头部已入盆，位置大概在耻骨上方，小腹下，准爸爸可将手电筒头贴在孕妈妈小腹部，由上向下照，关闭、开启手电筒两三次即可。

需要注意的是，最好在孕 24 周后再进行光照胎教，而且一定要使用手电筒的弱光功能，照射时间也不宜太长。因为胎宝宝在孕妈妈子宫中很平和，如果过度干预胎宝宝的平和环境，胎宝宝会变得焦躁。

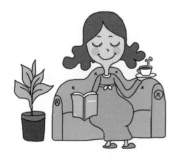

智力胎教：思维游戏·过河

夫妻二人带着孩子们要到河对岸游玩，要坐船时恰好碰见一个带着警犬的警察。船很小，每次能载两个人，而且只有警察、爸爸、妈妈会划船。爸爸脾气暴躁，只要妈妈不在，就要教训两个淘气的儿子；妈妈喜欢唠叨，只要爸爸不在，就不停地教导两个可爱的女儿；而警犬只有和警察在一起时才不咬人。现在，他们要如何才能安全、顺利、欢乐地渡过这条河呢？

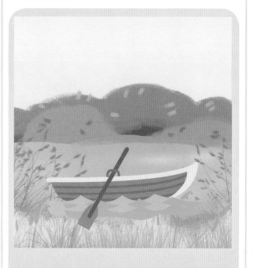

解题技巧：警察和警犬先过河，然后警察一个人划船回来，妈妈和警犬过河，然后妈妈划船回来，爸爸和妈妈过河，爸爸划船回来，妈妈留下，警察和警犬过河，妈妈划船回来，妈妈和一个儿子过河，警察和警犬划船回来，爸爸和一个儿子过河，妈妈划船回来，妈妈和一个女儿过河，警察和警犬回来，然后警察和另一个女儿过河，最后警察划船回来接回警犬。

胎宝宝喜欢睁眼和闭眼

这个月胎宝宝眼睛的变化非常明显，活动时睁开，休息时闭上，就像漆黑夜空中一闪一闪的小星星，不停地眨眼睛，又好像是在和爸爸妈妈捉迷藏。准爸爸要经常和胎宝宝互动，他感受到你时会更开心地眨眼睛的。

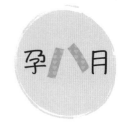

孕八月

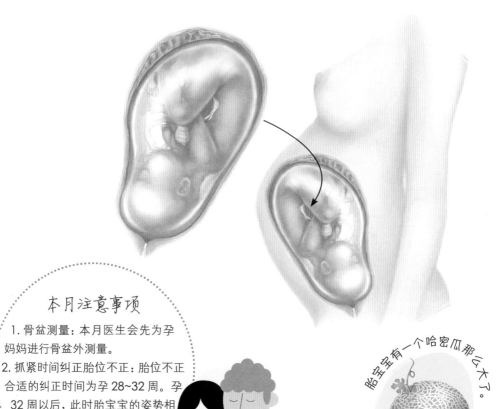

本月注意事项

1. 骨盆测量：本月医生会先为孕妈妈进行骨盆外测量。

2. 抓紧时间纠正胎位不正：胎位不正合适的纠正时间为孕 28~32 周。孕 32 周以后，此时胎宝宝的姿势相对固定，一般来说纠正的概率较小。

胎宝宝有一个哈密瓜那么大？

孕妈妈的身体变化

孕妈妈子宫增大更加迅速，孕 32 周时宫高达到 25.8~32 厘米，腹部隆起明显，肚脐突出，增大的子宫压迫了胃部、心脏和肺部，带来胃痛和心口堵的感觉，影响孕妈妈的食欲和睡眠质量。

孕妈妈的情绪变化

忙忙碌碌中，孕妈妈已带着腹中的小宝宝踏入了孕 8 月。离分娩已经近了，孕妈妈可能会不断想象着宝宝的模样，甚至这些想象的内容随时会进入孕妈妈的梦乡，令心情起起伏伏。

你的宝宝长这样

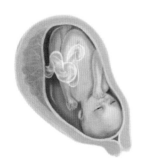

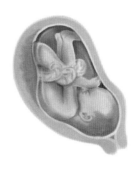

孕 29 周 能够做梦了

本周胎宝宝体重已达 1.3 千克左右，身长也大约有 43 厘米。与上个月相比，这时的胎宝宝看起来圆润了一些，因为他的皮下脂肪已初步形成；胎宝宝的大脑持续快速发育，头在增大，由于脑波运动，甚至能够做梦了；生殖系统发育也接近完成，女宝宝可以通过 B 超看到突起的小阴唇，男宝宝的睾丸已经从腹中降下来。

孕 30 周 脑部继续快速发育

本周胎宝宝身长比上周又长了 1 厘米左右，体重也增加了 200 克，皮下脂肪持续增加。不过，从现在开始直到胎宝宝出生，胎宝宝增加体重的比率开始出现差异，这是皮下脂肪增加差异引起的，孕妈妈不用太担心。胎宝宝大脑持续迅速发育，脑细胞和神经系统已经发育到一定的程度。

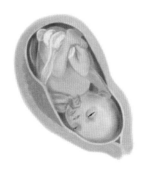

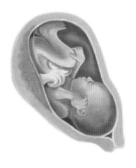

孕 31 周 皮下脂肪丰富

本周胎宝宝的体重能达到 1.8 千克左右，皮下脂肪更加丰富，皮肤上的皱纹变少了；身体和四肢继续长大，头部和身体的比例更加合理；由于大脑和神经系统的发展，胎宝宝控制肌肉、四肢的活动更加熟练，能够把头从一侧转向另一侧；各个器官继续发育完善。

孕 32 周 肺和肠胃功能接近成熟

本周胎宝宝体重可达 2 千克，皮肤变得粉嫩而光滑，这是因为脂肪层在皮肤下面沉积；肺和肠胃功能接近成熟，已具备呼吸能力，并能分泌消化液；已有满头的胎发，但总体还比较稀少；脚趾甲也全部长出来了。

陪孕妈妈做产检

孕 32 周开始，每次产检都要进行胎心监护，有腿脚抽筋的孕妈妈，还需要做血钙检查。产检项目依然很多，准爸爸还是要陪孕妈妈做产检，让孕妈妈安心陪伴腹中的胎宝宝。

本月产检项目

☐ B 超检查：主要目的是监测胎宝宝发育情况、羊水量、胎盘位置、胎盘成熟度及胎宝宝有无畸形，了解胎宝宝发育与孕周是否相符。

☐ 胎心监护：一般从孕 32 周开始，借助仪器记录下短时间的胎宝宝心率的变化，推测出宫内胎宝宝有无缺氧。

☐ 体重检查：通过孕妈妈的体重增长情况对孕妈妈进行合理的饮食指导。

☐ 血压检查：检测孕妈妈是否患有高血压或低血压。

☐ 尿常规：便于医生了解肾脏的情况。

☐ 骨盆内测量：为孕妈妈分娩做准备。

☐ 白带检查：判断孕妈妈是否有生殖道感染。

☐ 血常规：例行检查孕妈妈身体状况，是否有贫血。

注：以上产检项目可作为孕妈妈产检参考，具体产检项目以医院及医生提供的建议为准。

关于产检准爸爸要知道的

进入孕 8 月，孕妈妈这个月需要做 2 次产检。孕晚期产检是很重要的，准爸爸快来看看你能为孕妈妈做些什么吧。

1 骨盆内测量时要放松

在进行骨盆内测量时，有些孕妈妈会感到不舒服，甚至疼痛。所以，在医生检查时，准爸爸陪同孕妈妈应先做深呼吸，同时放松腹部肌肉，整个人保持放松状态即可。

2 胎心监护时选好姿势

孕妈妈不同体位对胎心监护的结果有明显影响。孕妈妈平卧时胎宝宝的缺氧情况明显高于左侧卧位时。

3 准爸爸要及时安慰焦躁的孕妈妈

反复地做胎心监护，可能会令孕妈妈焦躁不安。准爸爸应及时安慰孕妈妈，开导她，并陪孕妈妈多走走，鼓励孕妈妈放松心态，轻松做胎心监护。

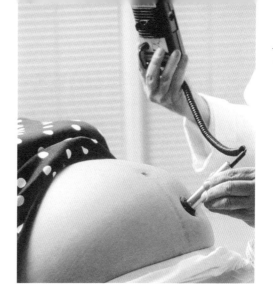

听专家说产检报告单

本月，常规的产检仍是必查项目，检查次数将变为每月2次。此外，胎心监护、骨盆内测量、胎位检查也会进行，那么，怎么看懂产检报告单呢？一起学习下吧！

看懂骨盆异常

骨盆异常是造成难产的首要因素。骨盆异常可分为两大类：骨盆狭窄和骨盆畸形。骨盆狭窄即骨盆径线较正常的短，这种狭窄可以是一个或多个径线小于正常值，也可以是一个或多个平面狭窄。下面，我们来看一看骨盆异常的几种情况。

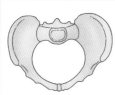

均小骨盆：骨盆三个平面各径线都小于正常低值2厘米或更多。

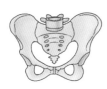

漏斗形骨盆：入口平面各径线正常，两侧骨盆壁自上而下逐渐向内倾斜，中骨盆及出口平面明显狭窄。

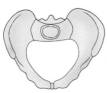

骨盆入口狭窄：骨盆入口前后径短，横扁圆形，也称扁平骨盆，骶耻外径小于18厘米，对角长度小于11.5厘米。

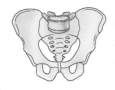

横径狭窄骨盆：入口、中骨盆和出口的横径均短而前后径稍长。

看懂胎心监护报告单

胎心监护可以检测胎宝宝宫内的活动情况。做监护时，孕妈妈背靠椅子坐着，进行约20分钟的胎心监护。若20分钟内胎动次数大于等于2次，每次胎动时，胎心加速超过15次/分钟，持续大于等于15秒，且没有出现频繁的宫缩，那么，这时的监护结果通常被认为是正常的，表示胎宝宝很健康。下面我们来解读一下胎心监护报告单。

胎心监护报告单上主要有两条线，上面一条是胎心率，正常情况下波动在110~160次/分钟，表现为基础心率，多为一条波形曲线，出现胎动时心率会上升，出现一个向上凸起的曲线，胎动结束后会慢慢下降。下面一条波线表示宫内压力，在宫缩时会增高，随后会保持在20毫米汞柱左右。

胎心过快或过慢不都是有问题，医生会根据一段胎心监护的图纸进行评分，一般临床10分以下的，医生会要求重新做胎心监护。

本月生活细节注意事项

本月，孕妈妈的身体会面临比较多的不适，便秘、背部不适、腿部水肿等状况可能会更严重。准爸爸肯定很心疼孕妈妈吧！再多关心关心她吧，你的爱意和对胎宝宝即将出生的期待会让孕妈妈克服困难，乐观地面对一切。

不要让妻子出远门了

孕妈妈现在的状态宜多休息，不能出远门了。如果孕妈妈有长途旅行的想法，准爸爸一定要阻止。

孕晚期旅游容易导致早产

如果孕晚期长途旅游，孕妈妈会因乘车时间过长、体力消耗过度、食欲不

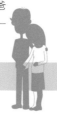

佳、睡眠不足等诱发疾病，加上不良环境因素的作用（如路途颠簸、天气变化、环境嘈杂、乘车疲劳等），也会对孕妈妈心理产生负面影响，甚至会导致早产，对宝宝的身体健康产生不利影响。

外出旅游人多拥挤，建议孕妈妈在孕晚期不要出远门，以保证孕妈妈和胎宝宝的安全，避免旅途中突然临产而增加危险。

孕晚期不要搭乘飞机

如果孕妈妈必须出行，准爸爸要注意为她选择合适的交通工具。如果路途不算太远，最好是准爸爸开车送孕妈妈去目的地，并且走市区道路，沿途的医院最好也提前了解清楚。

孕晚期孕妈妈不要坐飞机，因为在飞机上，随着身处环境的改变，容易引起早产，一旦临产，飞机上也没有足够的条件满足分娩需要。另外，航空部门也有相关规定，孕8月但不足孕9月的孕妈妈，需要在乘机前72小时内提供省级以上医疗单位盖章的《诊断证明书》，经航空公司同意后方可购票乘机。

准爸爸要做的事

胎宝宝越来越大了，孕妈妈的身体愈发显得笨重。孕妈妈可能因为身体不适而心情不好。准爸爸要宽容对待孕妈妈的情绪波动，多陪伴她。

带妻子产检
本月的产检变成了2周一次。孕妈妈行动不方便，产检时准爸爸最好陪着一起去。

预防妻子早产
孕晚期易引起早产，准爸爸要提醒孕妈妈注意保护好腹部。如果发现有出血、腹部疼痛等症状，要尽快去医院。

孕晚期禁止性生活
孕晚期夫妻进行性生活容易引起孕妈妈宫缩和感染，还可能引发早产。所以从本月起，性生活应禁止。

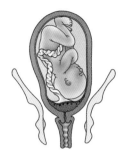

通过超声波检查确诊为前置胎盘的孕妈妈，只要不做剧烈运动，一般到 32 周之后会随着子宫位置的上升而有所缓解。

前置胎盘不要慌

胎盘正常附着处在子宫体部的后壁、前壁或侧壁。如果胎盘附着于子宫下段或覆盖在子宫颈内口处，位置低于胎宝宝的先露部，称为前置胎盘。

前置胎盘症状

发生前置胎盘的孕妈妈有些并没有症状发生，有可能是怀孕后期医生在例行的超声波产检时，发现前置胎盘；而更多的是在怀孕 32 周后出现出血的症状，此种出血症状属于无痛性的阴道出血。

因此，怀孕期间如有不明原因的出血，都应该就医检查确认原因。另外，已经确诊为前置胎盘的孕妈妈，则更加要留意怀孕时的意外情况，如果有出血、腹痛、阵痛等问题时，都应该立即就医。

平时预防之道

* **避免搬重物** 怀孕中后期，生活细节要多加小心，不宜搬重物或腹部用力。

* **视情况暂停性行为** 如有出血症状或进入怀孕后期，就不宜有性行为。此外，较轻微前置胎盘的患者，也要避免太激烈的性行为或压迫腹部的动作。

* **有出血应立即就诊** 有出血症状时，不管血量多少都要立即就诊。

* **注意胎动** 每天留意胎动是否正常，如果觉得胎动明显减少时，需尽快就医检查。

* **挑选合适的产检医院** 最好选择大医院或医学中心产检，一旦发生早产、大出血等问题时，可以立即处理。

* **不可过度运动** 过度运动也可能引发前置胎盘出血或其他症状，因此，不宜进行太激烈的运动。

关注妻子的生活起居
孕妈妈身体越来越沉重，准爸爸要提醒孕妈妈减少独自外出的次数和时间。洗澡时，注意不要滑倒。

多陪伴妻子
离预产期越来越近，孕妈妈的心情很容易紧张，准爸爸应尽量陪在她的身边，帮她缓解心理压力。

鼓励妻子坚持运动
准爸爸要鼓励孕妈妈保持一定的运动量，散散步，做做孕妇瑜伽。这样可以优化心肺功能，促进身体的血液循环。

对胎宝宝要多听多说
准爸爸要多和胎宝宝说话，给他唱儿歌，讲故事、百科知识、古诗等。

脐带绕颈不可怕

　　一听说脐带绕颈，很多准爸爸和孕妈妈都会非常担心。有的孕妈妈甚至会担心自己肚子里的胎宝宝因为太活泼而出现这个情况。事实上，脐带绕颈并没有那么可怕。

为什么会脐带绕颈

　　脐带绕颈与脐带长度及胎动有关，如胎宝宝较多的自动回转或外倒转，都可能导致脐带绕颈。脐带绕颈1周是很常见的，一般没什么危险，不必过于担心。

如何判断是否脐带绕颈

　　胎心监护：胎心监护也是判断胎宝宝是否脐带绕颈的方法之一。在听胎宝宝胎动的过程中能够判断胎宝宝心跳、呼吸是否正常。如果胎宝宝胎动异常的话，很有可能是颈部被脐带缠绕住了，使他出现了不适感。

　　B超检查：能直观显示出血流的流向和缠绕的周数，能够迅速准确地检查出胎宝宝是否发生了脐带绕颈，做B超检查时要防止假性脐带绕颈。所谓假性脐带绕颈就是脐带并没有缠绕住胎宝宝的颈部，只是挡在了胎宝宝的颈部，通过B超影像，会错误地认为脐带绕颈了。

如何通过B超观察宝宝脐带绕颈

B超影像显示	代表意义
胎宝宝颈部有"v"形压迹	脐带绕颈1周
胎宝宝颈部有"w"形压迹	脐带绕颈2周
胎宝宝颈部有"波浪"形压迹	脐带绕颈2周以上

　　数胎动：许多孕妈妈并不会刻意去数胎动。但其实数胎动是判断胎宝宝身体是否异常的较好办法。孕妈妈在数胎动的过程中能够感知胎宝宝的活动规律，从而知道胎宝宝的健康状况。不管是胎动频繁还是胎动微弱，对胎宝宝来说，都是不好的信号，尤其是胎动变弱，很可能是缺氧造成的。

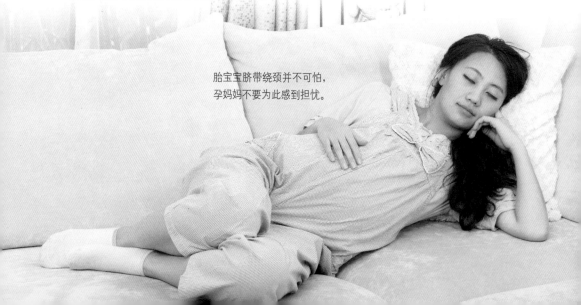

胎宝宝脐带绕颈并不可怕，孕妈妈不要为此感到担忧。

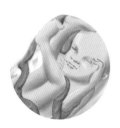

生产时胎宝宝发生脐带绕颈的比率大约占 1/4。其中脐带绕颈 1 周的发生率约为 89%，而脐带绕颈 2 周及以上的发生率约为 11%。

脐带绕颈会不会勒坏胎宝宝

脐带绕颈 1 周的情况很常见。脐带绕颈松弛，不影响脐带血循环，不会危及胎宝宝的生命安全。脐带绕颈的发生率为 20%~25%，也就是说，每四五个胎宝宝中就有一个是脐带绕颈的。也有不少绕了几圈的胎宝宝也都很好。

当然，也不排除意外。如果脐带绕颈过紧可使脐血管受压，导致血循环受阻或胎宝宝颈静脉受压，使胎宝宝脑组织缺血、缺氧，造成宫内窘迫甚至死胎、死产或新生儿窒息。这种现象多发生于分娩期，如同时伴有脐带过短或相对过短，往往在生产过程中影响胎先露（最先进入骨盆入口的胎宝宝部分）下降，导致产程延长，加重胎宝宝缺氧。

可以通过锻炼来纠正吗

胎宝宝一直是在动的，所以才会有脐带绕颈，但是也有可能会通过胎动又绕开的。但孕妈妈不可以私自通过锻炼来纠正脐带绕颈，这样会带来更大的风险。孕妈妈应减少震动，不要做幅度大的运动，多休息。

脐带绕颈了该怎么办

* **经常数胎动** 准爸爸要陪同孕妈妈经常数胎动，如果突然发生激烈且大量的胎动，赶紧去医院检查。准爸爸不要只让孕妈妈数胎动，自己也要关注孕妈妈胎动的次数。

* **减少震动** 胎宝宝脐带绕颈，孕妈妈要注意的就是减少震动，保持左侧卧位睡眠姿势。

* **不要害怕** 不要在分娩时因惧怕脐带绕颈而要求医生实施剖宫产。

* **做好产前检查** 羊水过多或过少、胎位不正的要做好产前检查。通过胎心监测和 B 超检查等间接方法，判断脐带的情况。

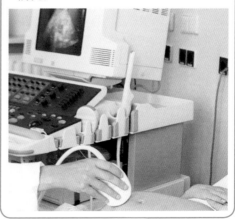

预防早产

早产是指在满28孕周至37孕周之间的分娩。在此期间出生的体重在1~2.5千克，且身体各器官未成熟的新生儿，称为早产儿。虽然孕妈妈和准爸爸都想早点见到胎宝宝，但早产对宝宝不利，所以要积极预防早产。

避免碰撞腹部

孕妈妈腹部大，重心不稳，被人碰撞后容易跌倒，所以孕妈妈要小心，防止跌倒；不要到人多的地方或在上下班高峰时外出；上台阶时，也一定要扶好踩稳，每一步都走稳。另外，孕妈妈也不要提重东西或用力去够高处的东西，以免拉伸到腹部。

留心健康状况

到了孕晚期，准爸爸和家人要时刻留心孕妈妈的身体状况，细心呵护孕妈妈。特别要注意避免以下疾病：心脏病、肾病、糖尿病、高血压、流感、梅毒等。如果有宫颈功能不全、子宫畸形等情况要及时去医院治疗。

保证孕期营养

营养不良可致胎宝宝生长受限，与早产有极大的关系。另外，患有贫血的孕妈妈早产发生率偏高，孕妈妈要注意孕期的营养保健，保证营养摄取合理充分，多吃含蛋白质丰富的鱼、肉、蛋及豆类食物，多吃些新鲜蔬菜及水果，避免维生素K、维生素E等营养素摄入不足造成营养不良。

要注意静养

初次分娩的不安及紧张情绪均可引起孕妈妈早产，所以孕妈妈要注意保持精神上的愉快和放松，不要胡思乱想。同时，孕妈妈要避免严重腹泻，因为严重腹泻排便时会刺激子宫，使其收缩加快而引起早产。性生活也会刺激子宫而引起早产，因此孕晚期也最好不要有性生活。

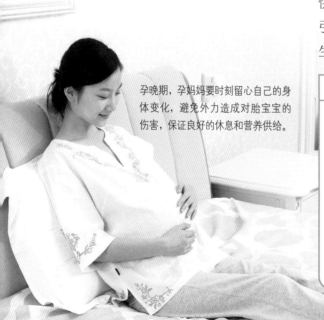

孕晚期，孕妈妈要时刻留心自己的身体变化，避免外力造成对胎宝宝的伤害，保证良好的休息和营养供给。

哪些孕妈妈易早产

* 怀孕时，年龄小于18岁或大于40岁。
* 怀孕间隔太密（一般是指产后半年内再次怀孕）。
* 曾发生过早产、早发阵痛、孕早期或中期流产。
* 曾患肾盂肾炎。
* 曾有子宫颈闭锁不全的现象。
* 曾有不良的产科病史。

宝宝胎位不正怎么办

通常，医学上称枕前位为正常胎位，这种胎位分娩一般比较顺利。准爸爸应督促孕妈妈做好产前检查，如预先诊断出了胎位不正，则应及时到医院治疗，切不可擅自采取措施，纠正胎位。

胎位的触摸方法

正常的胎位：胎宝宝的头可以在下腹的中央即耻骨联合的上方摸到，如果在这附近摸到圆圆的、较硬、有浮球感的部位就是胎头。

若胎位不正，就要及时纠正过来。如无法纠正，就要提前 1~2 周入院，医生会根据孕妈妈的情况选择安全的分娩方式。

胎位纠正法

胸膝卧位法

适用于怀孕 30 周后，胎位仍为臀位或横位者。于饭前或饭后 2 小时，或于早晨起床及晚上睡前做，应先排空膀胱，松开裤带。

每天做 2 次，每次 10~15 分钟，1 周后复查。

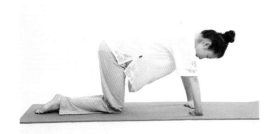 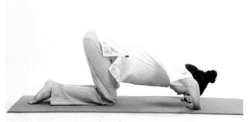

① 双膝稍分开（与肩同宽）跪在床上，双臂支撑上半身，手指相对放置，双膝蜷成直角。

② 胸肩下沉，头向下压，尽量将头接触两手指，形成臀部高头部低的姿势。

侧睡法

对于横位或枕后位可采取此方法。侧卧时还可同时向侧卧方向轻轻抚摸腹部，每天 2 次，每次 15~20 分钟，也可在睡眠中采取侧卧姿势。一般在怀孕 26~30 周时都建议侧睡。

外倒转术

如果以上方法均不见效，医生还会考虑从外部让胎宝宝做 180° 的翻转，然后用腹带把腹部包裹起来，维持头位。此法必须由医生操作进行。适用于腹壁松弛的孕妇，一般在怀孕 32~34 周进行。

准爸爸营养小厨房

胎宝宝和孕妈妈的体重都在猛增，准爸爸作为大厨每天要为孕妈妈和胎宝宝准备可口的饮食，提供充足的营养。这时候孕妈妈胃口可能不好，准爸爸要想办法做一些妻子爱吃的菜。

本月重点营养素

这个时期，胎宝宝生长速度达到最高峰，身体对各种营养的需求量都非常大。同时，胎宝宝开始在肝脏和皮下储存糖原及脂肪，因此，碳水化合物、优质脂肪、维生素等营养物质的补充要继续。

脂肪： 这段时间是胎宝宝大脑发育的高峰期，大脑皮层发育迅速。脂肪中的脂肪酸，尤其是亚油酸，可满足胎宝宝大脑发育所需。植物油中含有丰富的亚油酸，如玉米油、葵花子油等。

维生素： 由于在怀孕的前 7 个月里，胎宝宝吸收了孕妈妈体内的许多营养，孕妈妈体内的各种营养素可以说都处于最低点，此时补充 B 族维生素、维生素 C 是十分有必要的。

碳水化合物： 第 8 个月，胎宝宝开始在肝脏和皮下储存糖原及脂肪。此时，若碳水化合物摄入不足，将导致孕妈妈体内的蛋白质和脂肪分解，易造成蛋白质缺乏或酮症酸中毒，所以此时应保证热量的供给，可适当多吃一些大米、玉米、燕麦、高粱、山药、甘蔗、甜瓜、西瓜、香蕉、葡萄等。

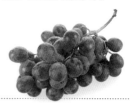

准爸爸需要做些啥

✓ **为妻子准备消水肿的食物。** 此时的孕妈妈有时候会出现腿部或足部水肿，这可能是因为摄食过多盐或者饮用过多的水导致的。鲤鱼、鲫鱼具有利尿作用，准爸爸可为孕妈妈烹制鲤鱼汤、鲫鱼汤。冬瓜、萝卜、黑豆、丝瓜、玉米、红豆、黄瓜也都具有很好的消除水肿作用。

✓ **交替使用多种植物油。** 准爸爸平时在烹饪时应交替使用几种植物油，或是隔一段时间就换不同种类的植物油，如大豆油、菜籽油、橄榄油等，这样才能使孕妈妈体内所吸收的脂肪酸种类丰富、营养均衡，避免单一。

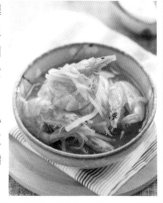

一周饮食安排

到了孕32周，孕妈妈在保证全面营养的饮食基础上，额外增加蛋白质和碳水化合物的摄入，增加热量摄入，以保证胎宝宝快速增长的需求。不过，孕妈妈也要注意控制过多热量摄入，以免引起营养过剩。

星期	早餐	午餐	晚餐	加餐
一	牛肉面 菠菜拌木耳 海米黄瓜 牛奶	燕麦小米饭 香菇豆腐塔（P150） 鲜虾菜心 萝卜丸子汤 猕猴桃	疙瘩汤 凉拌金针菇 炒丝瓜	花生 酸奶 蓝莓
二	素包子 煎蛋 胡萝卜炝拌豆芽 海带豆腐汤	奶香花卷 清蒸鱼 凉拌芹菜 蔬菜菌菇汤 香梨	二米粥 蒸红薯 蒿子秆炒肉丝 凉拌西蓝花	苹果 牛奶
三	牛奶米饭（P151） 煎豆腐 凉拌西红柿 紫菜蛋花汤 李子	千层饼 清炒油菜 凉拌三丝 白萝卜老鸭汤	荞麦凉面（P150） 彩椒炒猪肝 芹菜拌花生 海参豆腐煲（P150）	核桃仁 火龙果
四	牛奶麦片 鸡蛋 蔬菜沙拉 苹果汁	米饭 香菇菜心 蒜薹炒鱼片 虾肉冬茸汤（P151）	茄子饭 炝炒圆白菜 干煸花菜 豆腐汤	草莓 蒸紫薯 酸奶
五	蔬菜米线 麻酱豇豆 青笋拌豆芽 橙子	杂粮饭团 炒四季豆 青柠煎鱼 木耳肉丝汤	紫苋菜粥 冬瓜虾球 菜心炒牛肉 炝炒白菜	樱桃 煮玉米 火龙果酸奶饮
六	菜包 鲜奶炖蛋 盐水煮芦笋 桃	肉酱拌面 荷兰豆炒肉 青菜蘑菇汤 橘子	杂粮饭 青椒肉片 上汤娃娃菜 虾仁冬茸汤	菠萝 杏仁 牛奶
日	米糕 鸡蛋 凉拌木耳藕片 苹果	绿豆二米饭 红烧带鱼（P151） 蒜蓉油麦菜 白菜粉丝汤	馄饨 蒸南瓜 杏鲍菇炒四季豆	葡萄 核桃仁 牛奶

本月营养食谱推荐

荞麦凉面

原料：荞麦面 100 克，酱油、细海带丝、醋、白糖、芝麻各适量。

做法：① 荞麦面煮熟，用凉白开过两三遍水，待面变凉后，加适量水和酱油、白糖、醋，搅拌均匀。② 荞麦面上撒细海带丝和芝麻即可。

营养功效：荞麦不仅能帮助胎宝宝在肝脏和皮下储存糖原及脂肪，还能提升胎宝宝智力水平。

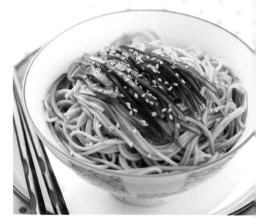

香菇豆腐塔

原料：豆腐 1 块，香菜 1 根，香菇 3 朵，盐适量。

做法：① 豆腐洗净，切成四方小块，中心挖空备用；香菇和香菜分别洗净。② 香菇和香菜一起剁碎，加入适量的盐拌匀成馅料。③ 将馅料填入豆腐中心，摆盘蒸熟即可。

营养功效：豆腐富含易被人体吸收的钙，对胎宝宝骨骼的硬化有好处，并能维持胎宝宝正常的心肌活动。

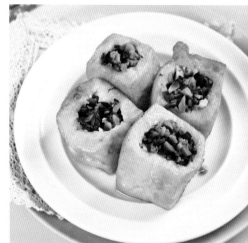

海参豆腐煲

原料：海参 2 只，猪肉末 80 克(约 1/4 碗)，豆腐 1 块，胡萝卜片、黄瓜片、葱段、姜片、盐、酱油、料酒各适量。

做法：① 剖开海参腹部，洗净内部，以沸水加料酒和姜片焯烫去腥味，捞起冲凉，切寸段；猪肉末加盐、酱油、料酒做成丸子；豆腐切块。② 将海参放进锅内，加适量清水，放入葱段、姜片、盐、酱油、料酒煮沸，加入丸子和豆腐，与海参一起煮至入味，最后加胡萝卜片、黄瓜片稍煮即可。

营养功效：这道菜丰富的营养能让胎宝宝更健壮。

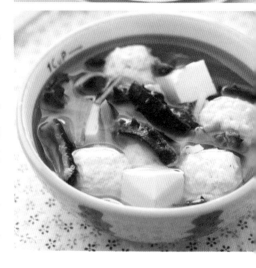

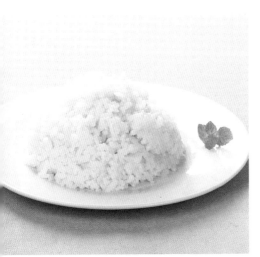

牛奶米饭

原料：大米 200 克，牛奶 1 袋 (250 毫升)。

做法：① 将大米淘洗干净，放入锅内，加牛奶和适量清水。② 盖上锅盖，用小火慢慢焖熟即成。

营养功效：此饭奶香扑鼻，洁白柔软，色泽油亮，含有的碳水化合物有利于满足胎宝宝储存能量的需要；牛奶中的钙和优质蛋白质有助于胎宝宝骨骼和大脑的硬化以及体重的快速增加。同时，此饭还含有磷、铁、锌及多种维生素等营养物质，是孕妈妈的补益佳品。

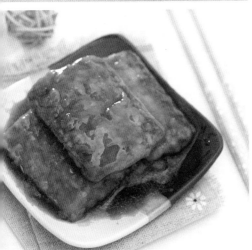

红烧带鱼

原料：带鱼 2 条，姜片、蒜片、醋、酱油、料酒、盐、淀粉、白糖各适量。

做法：① 带鱼洗净后去头尾剪成段，拍上淀粉。② 锅内放油，带鱼段炸至金黄捞出。③ 锅内留底油，煸香姜片、蒜片。④ 再放入带鱼，来回晃动锅，然后再顺着锅边倒入醋。⑤ 再加入酱油、料酒、白糖和 2 杯清水，大火烧开，待汤汁见少时放盐，至汤汁收浓即可。

营养功效：带鱼中不饱和脂肪酸对胎宝宝发育有益。

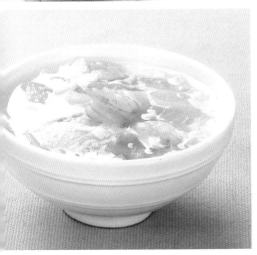

虾肉冬茸汤

原料：鲜虾 6 只，冬瓜 1/2 个，鸡蛋 (取蛋清) 2 个，姜片、盐、白糖、香油、高汤各适量。

做法：① 鲜虾洗净，去虾线，隔水蒸 8 分钟，取出虾肉；冬瓜洗净，去皮，去瓤，切小粒，与姜片及高汤同煲 15 分钟至熟烂。② 将冬瓜汤煮开，放入虾肉，加盐、白糖、香油，淋入蛋清即成。

营养功效：此菜不仅补钙，还为胎宝宝的生长提供热量，同时可有效缓解孕妈妈孕晚期的水肿症状。

准爸爸的胎教时光

沟通和交流才能带来更多的思考, 对于胎宝宝来说, 这一点非常重要。几首简单的儿歌远远满足不了胎宝宝的要求了, 胎教素材要更加丰富多彩, 准爸爸不仅要为他讲故事, 还要教他学知识。

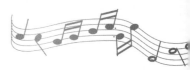

准爸爸可为宝宝播放儿歌, 也可以自己哼唱给胎宝宝听。

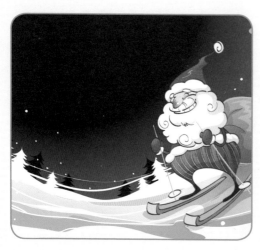

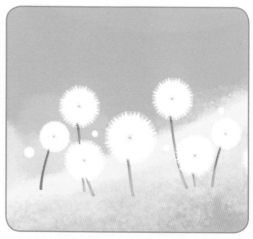

音乐胎教: 英文儿歌 *Jingle Bells*

Jingle bells,jingle bells,

jingle all the way!

Oh, what fun it is to ride,

in a one-horse open sleigh.

Dashing through the snow ,

in a one-horse open sleigh.

Over the fields we go,

laughing all the way.

Bells on bob-tails ring,

making spirits bright.

What fun it is to ride and sing,

a sleighing song tonight.

语言胎教: 童谣《蒲公英》

蒲公英, 蒲公英,

坐着飞机去旅行。

飞到西, 飞到东,

一飞飞到高山岭。

穿白云, 驾春风,

跳下满天小伞兵。

落了地, 发了芽,

大地开满蒲公英。

故事胎教：《小星星洗澡》

《小星星洗澡》是一个浪漫、温馨的童话故事，故事中的小星星善良而又坚毅，它用自己的毅力换来了晴朗的夜空，使许多小星星可以重新恢复光亮。准爸爸带胎宝宝来一起感受一下小星星那动人的光辉，并把这种光辉传承下去吧。

天上的小星星们每天都要到银河里去洗澡，洗过澡后，它们一个个都亮闪闪的，非常漂亮。

这天晚上，小星星们又结伴去洗澡，可是乌云把银河盖住了，黑漆漆的一片。"这么大的乌云，我们也搬不走，看来今天不能洗澡了。"小星星们议论着，"不如去听月亮姐姐讲故事吧，再晚就来不及了。"于是，小星星们都走了。

可是，有一个小星星留了下来，它在想办法："怎样才能让银河里的水露出来呢？"

忽然，它灵光一现，有办法了！用剪刀把乌云剪开。于是，它拿出自己的小剪刀，费了好大的力气，才把乌云剪开一个口子，露出一片河水来。现在，小星星可以跳到河里洗澡了，一入水，它的身上就变得亮闪闪了。

小星星累了、困了，想回家睡觉。可它又一想，这么一小片河水，只够我一个人洗澡，我要把整片乌云全都剪开，这样大家就都能洗澡了。小星星干了整整一夜，银河的水终于都露出来了。

第二天，天上的星星，又发出了闪闪的亮光，因为小星星们都在银河里洗过澡了。

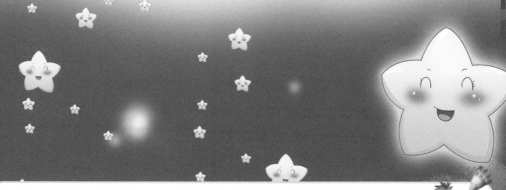

孕妈准爸一起做拓展胎教：

这首节奏欢快的《上学歌》，相信很多准爸爸都会唱。准爸爸将这首歌唱给胎宝宝听吧，让胎宝宝也感觉到儿歌中小朋友愉快的心情。

上学歌

太阳当空照，花儿对我笑，
小鸟说早早早，
你为什么背上小书包？
我去上学校，天天不迟到，
爱学习，爱劳动，
长大要为人民立功劳。

亲爱的宝宝，爸爸还知道一句话——早起的鸟儿有虫吃，意思是勤奋会有回报，宝宝以后也要做个勤奋的好孩子呀。

情绪胎教：散文《爱是一棵月亮树》

宝宝，爸爸妈妈给你的爱就像天上的月亮，皎洁、纯净，时时刻刻温柔地照耀着你。

爱是一棵月亮树

自从看到你，亲爱的，我就深深地爱上你，说不出为什么。有一种声音，它好似从很高的地方滑落。

我仰头，月亮出奇的白，一棵树在悄悄地刻画阴影。

我的心灵，已经被那绿色的叶子塞满，看到你，我想把它们编成美丽的叶环。

如果有一天，你走出月亮树，这叶环会围绕你，我红红的唇是绿叶中羞涩开放的红梅花。

亲爱的，月亮树结果了吗？据说月光下的果子是酸涩的，梦中的月亮树永远结不出果子。

我柔嫩的小手向你张开，如莲花蓓蕾刚刚绽放。

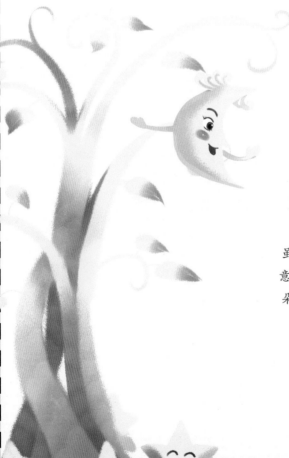

在走到你身旁之前，我是一棵无忧树，可现在月亮树在我心中建起一座宫邸。为了你，我把一些对我无用的东西都编成月亮树的模样，我的世界没有你，可到处又都是你。

你又说，爱是一棵月亮树，这一次我哭了。

黑夜，蟋蟀在树林里鸣唧。那曾经灿烂过的微笑，那曾经闪烁过的泪珠，那曾经绚丽过的紫丁香，在你和月亮树面前，都变成一片白色。

亲爱的，虽然月亮树它不结果子，虽然结出的果子也是苦涩的，但我愿意。亲爱的，我愿意是遮住月亮树的一朵悲伤的云。

——玛丽·格丽娜（美国）

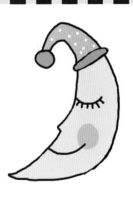

知识胎教：为什么月亮总在不停变化

为什么月亮总会偷偷地改变，有时候像香蕉一样弯弯的，有时候又像脸盆一样圆圆的呢？这可是一个棘手的问题，宝宝你想知道吗？

月亮既不会发光也不会发热，我们之所以能看到皎洁的月光，是因为它反射了太阳的光。

月亮每天都围着我们生活的地球不断地转。如果月亮绕到了地球和太阳中间，月亮正对着地球的那一面就完全照不到太阳光，就不会发光，我们也就看不到它了。

等到月亮慢慢地转个角度，它能被太阳照到了，我们也就能看到它了。这以后，它能照到的太阳光越来越多，我们见到的月亮就越来越大。

当月亮向着地球的这一面全部照到太阳光的时候，我们就会看见一个滚圆的月亮。不过再往后，月亮向着地球的这一面，又有一部分慢慢地照不到太阳光了，于是我们看到月亮又渐渐地变小了。

就这样，月亮总是不断地循环变化着，我们看到的月亮也就总是会改变了。

美学胎教：超可爱的蔬果拼图

准爸爸不要以为进行美学胎教就必须去美术馆，在厨房拿起不同的蔬菜和水果，就能做出一件可爱的艺术品，这种美学胎教更能激发胎宝宝对美的感受。

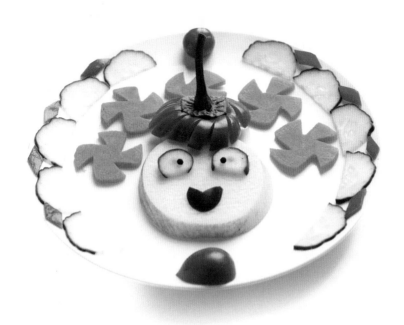

胎宝宝已经头朝下

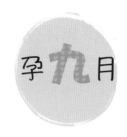

这时胎宝宝基本上是头朝下的姿势。因为活动范围的限制，胎宝宝的运动明显减少，但运动的力度却大大增强。胎宝宝已经随时待命准备出生了。

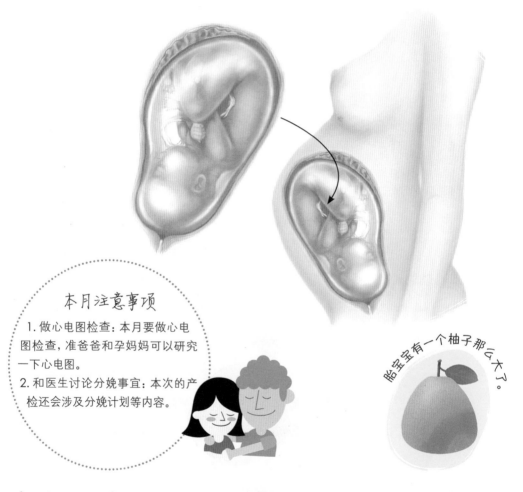

本月注意事项

1. 做心电图检查：本月要做心电图检查，准爸爸和孕妈妈可以研究一下心电图。
2. 和医生讨论分娩事宜：本次的产检还会涉及分娩计划等内容。

胎宝宝有一个柚子那么大？

孕妈妈的身体变化

孕妈妈的肚子比上个月更大了，月末的时候子宫底的高度为29.8~34.5厘米。由于胎头下降，孕妈妈全身的关节和韧带逐渐松弛，不规则宫缩的次数增多，腹部经常阵发性地变硬变紧，外阴变得柔软而肿胀。

孕妈妈的情绪变化

进入孕育的第9个月，腹中的胎宝宝正为出生做着各种准备。对于孕妈妈来说，将近临产，心情激动又忐忑。做好产前心理疏导，排除恐惧与紧张的情绪，保持良好的心态，有利于顺利分娩。

你的宝宝长这样

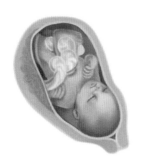

孕 33 周 圆润的"小宝宝"

由于皮下脂肪的持续增加，本周的胎宝宝皮肤变得饱满了，皱纹减少了，身体非常圆润；身长达到 48 厘米左右，体重达到 2.2 千克左右；呼吸系统和消化系统发育接近成熟；大多数胎宝宝都是头下臀上的正胎位了，而且在接下来的 6 周里，他的头会下降至骨盆，为分娩做好准备；他的头骨没有闭合，还非常软，这种生理特点有助于分娩。

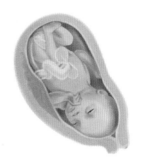

孕 34 周 已经做好分娩准备

从这周开始，胎宝宝已经做好了分娩的准备，体重可达 2.3 千克，头部也已进入了骨盆。本周的胎宝宝大多数时间都会沉睡，这是因为他头下臀上的姿势，让更多的血液流入大脑，使大脑飞速发育，此时胎宝宝的大脑已经产生了上亿的神经细胞，也开始建立更复杂的连接了。

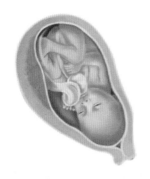

孕 35 周 完成了大部分身体发育

本周的胎宝宝身长达到了 50 厘米左右，体重达到了 2.5 千克左右，皮下脂肪更多，看起来更加圆润了；现在的胎宝宝从头发到脚趾甲的发育基本完成，肾脏、肝脏已经工作了一段时间，但他的神经系统和免疫系统仍在持续发育。这周的胎宝宝胎动会变少，因为胎头很有可能已经入盆。

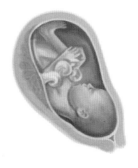

孕 36 周 接近足月

本周一般胎儿正常体重达到 2.8 千克左右，而且还在持续增加，覆盖着全身的绒毛和胎脂开始脱落，皮肤更加柔软细腻，肺部已经完全成熟，但还不能靠自己的力量呼吸；胎动也会变缓，但每天仍能感觉到 10 次以上胎动。

陪孕妈妈做产检

进入孕 9 月，孕妈妈的身体负担更重了，随之而来的一些不适症状也让孕妈妈意想不到，一些孕妈妈会有孕期水肿的情况发生。因此，孕妈妈做产检准爸爸一定要陪同，若有不适，准爸爸要立刻告知医生。

本月产检项目

☐ 体重检查：通过孕妈妈的体重增长情况对孕妈妈进行合理的饮食指导。

☐ 血压检查：检测孕妈妈是否患有高血压或低血压。

☐ 尿常规：便于医生了解孕妈妈肾脏的情况。

☐ 心电图：判断孕妈妈心脏能否承受分娩压力。

☐ 胎心监护：推测出宫内胎宝宝有无缺氧。

☐ 听胎心音：随时监测胎宝宝是否有异常。

☐ 测量宫高、腹围：判断胎宝宝宫内发育情况。

☐ 骨盆测量：判断孕妈妈适合哪种方式分娩。

☐ 血常规：检查孕妈妈是否贫血，避免分娩危险。

☐ 水肿检查：预防妊娠高血压疾病。

注：以上产检项目可作为孕妈妈产检参考，具体产检项目以医院及医生提供的建议为准。

关于产检准爸爸要知道的

准爸爸在陪孕妈妈产检前和产检时应该做哪些准备呢？赶快来看一看吧！提前做好准备，胎宝宝才能更顺利降生。

1 提醒孕妈妈做好准备

每 2 周一次的产检继续进行。到了孕 9 月，孕妈妈走路都有些费劲了，去医院检查会不愿意动。因此，准爸爸应提前帮孕妈妈挑选好方便穿脱的衣服，提醒孕妈妈在产检那天换上。

2 提前了解检查项目

本月，有痔疮的孕妈妈可能需要到外科做检查，不同于产科的流程，准爸爸应提前到外科咨询一下挂号、就诊、检查等事项，以防临产时去医院手忙脚乱。

3 提前安排好出行

提前选择好交通工具、安排好去医院的时间；到医院后，孕妈妈在做这一项检查的时候，准爸爸可以到别的科室挂号、取号、排队候诊；待排到孕妈妈的号时，再通知她来就诊。

听专家说产检报告单

还有 1 个月宝宝就要出生了，孕妈妈要更加注重产检了，有水肿和静脉曲张的孕妈妈也非常关心自己的情况，准爸爸和孕妈妈一起来看看专家怎么说吧。

看懂 B 族链球菌检查报告

如果孕妈妈携带 B 族链球菌，在经阴道分娩时，容易导致新生儿感染，从而诱发新生儿异常情况，如新生儿败血症、气喘等。所以，一般在孕 35~37 周，医生会要求孕妈妈做 B 族链球菌检查，以检查孕妈妈是否携带 B 族链球菌。通常 B 族链球菌检查的方法是采用阴道和直肠取样检查。孕妈妈在拿到 B 族链球菌检查报告单时，可以看一下结果一栏，如果显示为阴性，说明没有携带 B 族链球菌；如果为阳性，则需咨询医生，及时应对。

了解静脉曲张

如果孕妈妈出现了静脉曲张，随着怀孕时间的增加会出现越来越严重的倾向，轻型的静脉曲张仅表现为水肿部位的静脉略有青筋而已，没有其他特别的症状，生活上注意防治就可以。但如果孕妈妈感觉静脉曲张部位有发痒疼痛感，而且范围扩大，从大腿的根部到外阴部和阴道壁等处时，则要及时诊治。平时，孕妈妈可以做做运动，以有效缓解静脉曲张带来的不适。

伸腿弯腿：孕妈妈站立，依次抬高双腿，使踝关节弯曲，脚趾朝下。换不同的方向转腿，然后坐下，再做同样的动作。

注意不要让脚趾绷得太直太紧，以免抽筋。这个运动有利于孕妈妈的血液循环，并能够预防静脉曲张和腿脚的水肿。

了解你的水肿状况

医生会用手指按压腿部，若指压时有明显凹陷，恢复缓慢，表明出现水肿。若休息后水肿不消退，应测量血压。若水肿严重，还会采用以下方法来检查：24 小时尿蛋白定量、血常规、血沉、血浆白蛋白、血尿素氮、肌酐、体液免疫、心电图、心功能测定、肾脏 B 超。水肿检查单上常有以下几种数据：

水肿部位：可出现在手、脚、腿及全身。

水肿原因：生理性水肿、病理性水肿。

诊断结果：往往提示是哪种类型的水肿。

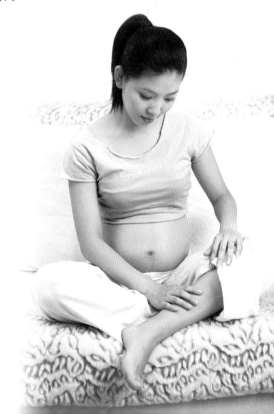

本月生活细节注意事项

此时的胎宝宝发育已经接近成熟了，孕妈妈的肚子越来越大，生活越来越不方便了，因此更要注意产前的日常生活细节。准爸爸要将照顾和陪伴持续下去，给孕妈妈和胎宝宝最好的关爱。

提前确定谁来照顾月子

月子期间由谁来照顾新妈妈和宝宝，准爸爸要提前和孕妈妈商量好。

家人照顾

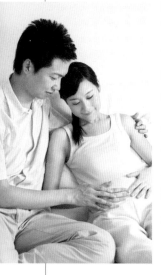

家人照顾是传统的坐月子方式，一般由妈妈或者婆婆来照顾。因为老人都是过来人，经验比较丰富，遇到一些常见情况也知道怎么处理。但老人的思想比较传统，带孩子的观念与年轻人也有很大的差异，容易引起矛盾。请老人照顾的话，最好是妈妈和婆婆轮换，可以避免老人过度劳累。

请月嫂

月嫂经过专业的培训，且经验丰富，可以给准妈妈提供专业指导和建议，并能手把手地教新手爸妈如何科学护理宝宝。目前市场上请月嫂的费用都不低，但是不要认为月嫂越贵就越好，月嫂的性格和敬业程度才是最重要的。在雇佣月嫂之前应该多了解她的资历和性格，以及其他客户对她的评价等。

月子中心

月子中心会根据产后的情况给新妈妈搭配营养的月子餐，教新妈妈一些育儿的知识，并帮助新妈妈恢复体形，让新妈妈能在较短的时间内恢复到最佳状态。但月子中心价格不菲，且月子中心毕竟是一个全新的环境，新妈妈需要一段时间来适应。

准爸爸要做的事

	考虑是否陪产	做个分娩预演	坚持数胎动
孕妈妈的行动越来越笨拙了，身体也在为分娩做充分的准备。准爸爸也要为迎接宝宝的到来做好准备，把孕妈妈和胎宝宝的生活安排得妥妥当当。	准爸爸最好事先问下医院是不是允许准爸爸进入产房。如果可以的话，就要提前学习如何陪产。	如果准爸爸和孕妈妈对即将到来的分娩心里没底，可以做个分娩预演，有些医院开设了这门课程，你们可以体验一下。	此时还应坚持计数胎动，妊娠28周后，正常胎动次数大于等于10次/2小时。如果胎动过少或过多，则应及时上医院就诊。

送妻子一条托腹带

如果孕妈妈的工作需要长时间站立或走动，准爸爸则需要帮她购买托腹带或托腹裤。用托腹带或托腹裤可以支撑腹部，减轻腰部负担及耻骨受压，这样会让孕妈妈感觉轻松很多。

穿托腹带的注意事项

孕妈妈穿托腹带时，托腹带不要包得太紧，睡觉的时候也应该脱掉。穿得太紧不仅会影响腹部的血液循环，还会影响胎宝宝的发育。穿托腹带时最好躺卧在床上固定之后再站立起来，这样才能够完全地固定住。

如何选购和清洗托腹带

准爸爸为孕妈妈买托腹带的时候，应选择伸缩弹性强、承压能力强的托腹带。这种托腹带可以从下腹部托起孕妈妈增大的肚子，防止子宫下垂，保护胎位的同时还能减轻孕妈妈腰部受到的压力。还应选择可随着腹部的大小进行调整的款式，并且应穿脱方便。材质上应选择吸汗、透气性强且不会闷热的托腹带。如果是可调整的托腹带，整个孕期购买2~3件即可，方便清洗轮换。如果是非调整型的，准爸爸要根据孕妈妈的腹围大小，购买不同尺寸的托腹带。清洗时，先将托腹带在30℃以下的温水中浸泡10分钟，水中放少量不含化学物质、无刺激性的洗衣液，手按压清洗之后反复漂洗3遍左右，直到水清。洗完之后放在太阳下晾晒消毒。托腹带不要漂白，不要拧干。

需要穿托腹带的孕妈妈

* 已经生过宝宝，腹壁比较松弛，易成为悬垂腹的孕妈妈。

* 多胞胎或胎宝宝过大，站立时腹壁下垂严重的孕妈妈。

* 连接骨盆的多条韧带发生松弛性疼痛的孕妈妈。

* 本来胎位为臀位，经医生做外倒转术转为头位后，可以用托腹带防止再转为臀位。

托腹带每天穿 8 小时，孕期购买 3 件即可。

清洗宝宝的衣物和被褥	给妻子买条托腹带	确定伺候月子的人选	调整妻子的饮食
现在可以将宝宝的小衣服和被褥都清洗晾晒一遍，剪去贴身衣物上的商标，以保护宝宝娇嫩的皮肤。	如果孕妈妈现在不得不长时间站立，准爸爸可以为妻子买一条孕妇托腹带帮助她支撑腹部，这样会轻松一些。	谁来伺候月子？是老人，还是保姆、月嫂，或者是去月子中心，准爸爸要提前和孕妈妈商量好。	准爸爸要给孕妈妈吃一些有补益作用的膳食，以便孕妈妈面对随时可能到来的分娩。

帮助妻子缓解坐骨神经痛

孕晚期有些孕妈妈可能在站起来、睡觉翻身时大腿根的骨头会疼，有时候还感觉大腿内侧酸痛，有时阴部也会有痛感。其实，在孕晚期出现这些疼痛和不适，是一种很正常的现象，不用特别担心。日常生活中，准爸爸可以采取一些措施帮助孕妈妈缓解这种疼痛。

是什么导致的坐骨神经痛

胎宝宝的增大给孕妈妈背部造成压力：到了孕晚期，胎宝宝的重量会给孕妈妈的背部增加压力，并且挤压坐骨神经，从而在腰部以下到腿的位置产生强烈的刺痛感。

妊娠期的水肿：由于子宫压迫下腔静脉后，使得静脉回流不畅，水分容易潴留在下肢，会引起下肢凹陷性的水肿，容易压迫坐骨神经，导致疼痛症状的产生。

坐骨神经痛怎么办

注意休息，避免劳累：孕妈妈应避免劳累，穿平底鞋，注意休息；可以平躺，将脚架高，使静脉回流增加。如果疼痛很严重的话，就要到医院，进行局部的镇痛治疗。比如因耻骨联合分离，导致疼痛相当厉害的时候，最好请医生进行治疗。

日常生活中缓解疼痛的小方法

* **睡觉时左侧卧** 孕妈妈睡觉时宜采用左侧卧位，可在两腿膝盖间夹放一个枕头，以增加流向子宫的血液。如果孕妈妈睡得不舒服，准爸爸要帮助孕妈妈找到舒适的睡眠姿势。

* **不要久站或久坐** 孕妈妈白天不要以同一种姿势站着或坐着超过半个小时。如果站着或坐着的时间长了，准爸爸可以轻轻地扶起孕妈妈，让孕妈妈慢慢地来回走动。

* **可以适当游泳** 游泳可以帮助孕妈妈减轻对坐骨神经的压力。如果胎宝宝一切正常，孕妈妈也没有其他不适，就可以适当游泳，以减轻疼痛。

* **疼痛时做热敷** 孕妈妈还可以尝试做做局部热敷，用热毛巾、纱布或热水袋都可以，热敷半小时，可以减轻疼痛感觉。

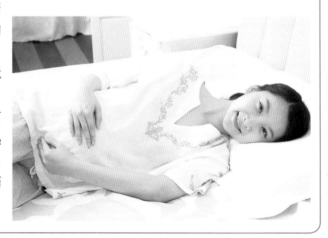

让妻子远离失眠烦恼

良好的睡眠质量对孕妈妈非常重要。但是对于孕晚期的妈妈来说，舒舒服服地睡一夜往往成了一件遥不可及的事。由于怀孕期间，孕妈妈的雌性激素和黄体酮发生改变，令孕妈妈情绪不稳，因此孕妈妈在精神上和心理上都比较敏感，对压力的耐受力也会降低，常会抑郁和失眠。不要焦虑，下面介绍一些促进睡眠的好方法，孕妈妈可以试着做一下。

孕晚期起床动作要缓慢

到了孕晚期，任何过猛的动作都是不允许的，以免发生早产。孕妈妈起床时，如果睡姿是仰卧的，应当先将身体转向一侧，弯曲双腿的同时，转动肩部和臀部，再慢慢移向床边；再用双手撑在床上，双腿滑到床下，坐在床沿上，稍坐片刻后再慢慢起身站立。

用枕头帮助睡眠的小方法

面对孕晚期日益严重的睡眠问题，孕妈妈只要使用家中现有的普通枕头就可以轻轻松松地睡个好觉。下面就教给孕妈妈 3 个用枕头帮助睡眠的方法，不仅一看就会，效果也很明显。

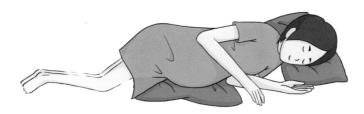

❶ 垫在腹部下方，支撑腹部，缓解孕妈妈睡眠不适。

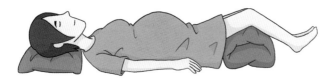

❷ 垫在大腿下，抬高大腿，缓解腿部肿胀感，有助于睡眠。

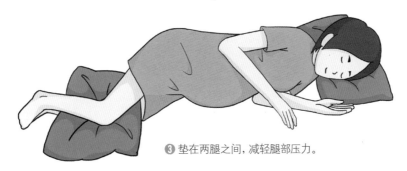

❸ 垫在两腿之间，减轻腿部压力。

警惕羊水过多或过少

羊水就像一面镜子，孕妈妈在产检时，医生通过 B 超检查或检测羊水的成分，可以了解到胎宝宝在子宫内的发育和成熟情况。那么，羊水到底有什么奇妙之处呢？羊水过多或过少对胎宝宝有危害吗？

羊水的作用

怀孕时，羊水能缓解外部的压力，保护胎宝宝不受外部冲击的伤害。羊水能稳定子宫内的温度，给胎宝宝一个相对恒温的环境。子宫收缩时，羊水能缓解子宫对胎宝宝的压迫，特别是对胎宝宝头部的压迫。羊水中还有抑菌物质，能防止胎宝宝受到感染。此外，羊水破了之后，能润滑产道，有利于胎宝宝娩出。

超过 2000 毫升为羊水过多

临床上羊水量以 300~2 000 毫升为正常范围，超过了 2 000 毫升就称为"羊水过多"。羊水过多会压迫孕妈妈腹部，影响正常的消化功能，还会挤压到心脏和肺部，影响心肺功能，导致呼吸急促等不适。此外，羊水过多会使子宫涨大增高，容易引起早产。

孕期孕妈妈要时刻警惕羊水的问题，过多或过少都要引起关注并采取相应的措施。

妊娠期不同阶段的羊水状况

妊娠阶段	羊水状况
孕早期	羊水来自母体血清，经胎膜进入羊膜腔。胎儿血液循环形成后，水分可通过胎儿皮肤排出，成为羊水的来源之一
孕中期	胎儿尿液排入羊膜腔，胎儿会吞咽羊水，使水量平衡。此时胎儿皮肤不再是羊水的通道
孕晚期	羊水的运转除胎尿的排泄及羊水的吞咽外，又增加了胎肺吸收羊水这一运转途径

羊水过多或过少怎么办

羊水过多的情况下，胎宝宝若无畸形，症状不严重者可继续妊娠，只要注意休息，低盐饮食即可。症状严重时，可在 B 超引导下做羊膜腔穿刺，缓慢放出部分羊水以缓解症状，但目前我国开展得比较少。若胎宝宝有畸形，如消化道畸形、泌尿系统畸形等，应咨询医生。若羊水过少，要按照医生的要求进行 B 超检查和胎心监护。在家的时候多喝水，每天数胎动的次数，如果胎动突然减少，要立即去医院就诊。此外，羊水的减少可能意味着胎盘功能不全，胎宝宝在宫内缺氧，如果明确出现胎宝宝宫内窘迫，医生会建议准妈妈进行剖宫产。

警惕胎膜早破

如果在没有出现子宫规律性收缩以及阴道见红的情况下发生了羊水流出阴道，也就是胎膜在临产前破裂了，这种情况被称为胎膜早破。

胎膜早破鉴别方法

发生胎膜早破时，很多孕妈妈会以为是自己小便尿湿了内裤，并不知道是胎膜早破。当孕妈妈不能确定自己究竟是胎膜早破还是尿液流出时，可以试着用锻炼盆底肌肉的方法来控制液体流出，如果液体停止流出，则是尿液；如果不能控制，则是羊水。羊水闻起来有一种甜味，而尿液闻起来是有些刺鼻的氨水味。

胎膜早破的处理方法

这段时间，准爸爸一定要保证电话畅通，确保孕妈妈有事能联系到你，最好留在家中陪伴孕妈妈。一旦发生胎膜早破，不要过于慌张，应让孕妈妈立即平躺下来，采取臀高的躺卧姿势。不管孕妈妈是否到预产期，有没有子宫收缩，都必须立即赶往医院就诊。孕妈妈可以在内裤上垫上一片干净的卫生巾，注意保持外阴的清洁，如果需要用卫生纸擦拭，要从前往后擦。

引起胎膜早破的 5 类原因

1. 孕妈妈的宫颈口松弛，使胎膜受到刺激而引发胎膜早破。

2. 胎膜发育不良，如存在羊膜绒毛膜炎等，造成羊膜腔里压力过大，引起胎膜早破。

孕期减少性生活，特别是孕晚期的 3 个月，尽量减少次数，怀孕最后 1 个月必须禁止性生活，以免刺激子宫造成胎膜早破。

3. 胎位不正、骨盆狭窄、头盆不相称、羊水过多、多胎妊娠等，也可以使羊膜腔里压力增大，发生胎膜早破。

4. 孕期性生活不慎引起羊膜绒毛膜感染，特别是精液中的前列腺素可以诱发子宫收缩，导致羊膜腔压力不均匀，引发胎膜早破。

5. 一些其他因素也可以引起胎膜早破，如孕期剧烈咳嗽、猛然大笑或暴怒以及做重体力活等，都可能使腹腔压力急剧增高，致使胎膜破裂，羊水从阴道流出。

预防胎膜早破的方法

* **加强营养** 多吃豆类、动物肝脏、贝壳类等富含铜、维生素 C、维生素 E 的食物，以增强胎膜的弹性。

* **多卧床休息** 生活和工作都不宜过于劳累，多卧床休息每天保持愉快的心情。

* **注意安全** 走路要当心以免摔倒，特别是上下楼梯时，切勿提重物。

* **减少性生活** 特别是孕晚期应禁止性生活，以免刺激子宫造成胎膜早破。

* **定期产检** 坚持定期做产前检查。

孕晚期要预防腹泻

孕晚期腹泻对孕妈妈和胎宝宝来说可不是什么好事，因为这很有可能导致早产，所以到了孕晚期防范腹泻很有必要。准爸爸要提醒孕妈妈注意衣着得当别受凉，在饮食上注意营养卫生健康。

腹泻的症状

孕妈妈发生腹泻的主要症状是大便次数增多，或有水样便等，有时会伴有腹痛，严重者还可能导致脱水等症状。

腹泻的原因

腹泻会影响孕妈妈对营养物质的吸收，频繁剧烈的腹泻还可能会引发子宫收缩导致流产或早产，因此应引起重视。导致孕妈妈腹泻的原因很多，如果是肠道非感染性炎症引起的腹泻，容易激发子宫收缩，引起流产；如果是细菌或病毒感染引起的，还可能导致胎宝宝感染。所以孕妈妈如果腹泻需要到医院就诊。

腹泻了怎么办

如果一天大便三四次，也无发热、呕吐、腹痛等症状，可以喝点热粥，或者躺在床上休息一会儿。如果孕妈妈腹泻的次数较少，且伴有微微的腹痛感，但无发热及其他症状，则可能是消化不良。这时候，最好暂时禁食，到医院检查。

坏习惯易引起腹泻

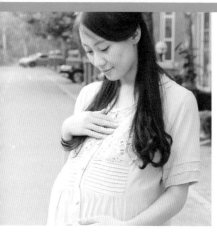

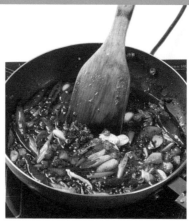

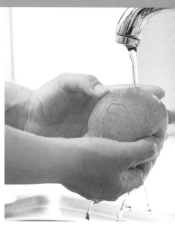

1. 身体或腹部受凉。衣着单薄或不小心吹了冷风等最容易引起腹泻。

2. 饮食刺激太大。孕妈妈如果吃过辣、过凉的食物，会对肠胃造成刺激和负担，也会引发腹泻。

3. 食用了变质的食物或饮水不卫生。食物和饮水中的细菌、病毒会引起腹泻，所以要吃新鲜的食物，吃水果和蔬菜前要充分洗净，不要喝生水。

如果妻子是剖宫产再孕

剖宫产后再怀孕的孕妈妈容易出现子宫破裂的情况，如果二胎孕妈妈头胎是剖宫产，准爸爸需要特别注意。孕妈妈一旦感到腹痛或出血，一定要及时到医院就诊。

避免挤压腹部

孕妈妈乘车、走路等要避开拥挤的人群，不做有下蹲或弯腰姿势的家务，睡觉时应侧卧，暂停性生活，避免腹部受到撞压。

发生腹痛及早就医

瘢痕子宫到孕晚期有的会出现自发性破裂，腹痛是主要表现。由于子宫瘢痕愈合不良，随着妊娠月份的增加，宫内压力增大，虽无任何诱因，子宫也可从其瘢痕处胀发而破裂。子宫破裂时可出现轻重不等的腹痛，有时腹痛虽轻，但子宫可能已破裂，所以准爸爸和孕妈妈必须提高警惕。

最好提前住院待产

越接近预产期，瘢痕性子宫破裂的危险越大。为预防发生子宫破裂危害胎宝宝的安全，孕妈妈应提前两周住院待产，以便发现问题及时处理。此类孕妈妈再次分娩以剖宫产为宜，因为剖宫产与顺产比较相对安全。

注意胎动情况

一般孕晚期每小时要有 3~5 次或一天（12 小时）至少要有 30~40 次的胎动。剖宫产术后，带有伤痕的子宫如果有轻微的破裂及胎盘的异常，均将影响到腹中的胎宝宝，这时胎心音会随之消失。如果出现胎动次数突然减少甚至停止，或者是胎动突然加剧然后很快停止等情况，就预示着胎宝宝可能出现异常情况，应该及时到医院检查。

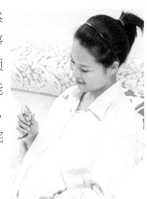

二胎需要剖宫产的情况

* **第一次剖宫产的指征依然存在** 如骨盆狭窄、头盆不称、胎位不正、软产道畸形或狭窄，以及有内外科合并症，如心脏病等。

* **第二次怀孕时有严重的产科并发症** 如重度先兆子痫、前置胎盘、胎盘早剥等，不适于阴道分娩。

* **第二次怀孕时胎宝宝存在问题** 如胎宝宝宫内缺氧、多胎妊娠、宫内感染、胎宝宝过大等。

* **第一次剖宫产的子宫切口愈合不良** 如子宫切口厚薄不匀，切口瘢痕处过薄，有子宫切口硬裂或破裂，或者第一次手术切口为子宫纵切口、倒 T 形切口或子宫切口有严重裂伤，进行过修补手术等情况。

* **第二次怀孕在阴道分娩生产过程中如果产程进展不顺利** 或有子宫切口可疑（或已经）破裂的情况，需紧急进行剖宫产手术。

准爸爸营养小厨房

这个月，孕妈妈的胃口会变得较差，这是由于胎宝宝快速发育，子宫不断增大压迫胃肠造成的。准爸爸要多想办法调动孕妈妈的胃口，在最后的关键时刻让孕妈妈和胎宝宝获得丰富的营养。

本月重点营养素

这个月科学饮食的目的之一，是为了使胎宝宝保持一个正常的出生体重，从而有益于婴儿期的健康生长。同时也应注意重点营养素的供给，如铁、钙、维生素 B_1 等。

铁： 孕 9 月，必须补充足够的铁，此时铁摄入不足，宝宝出生后易患缺铁性贫血，因此应多吃些动物血、动物肝脏、肉类、海带等。

钙： 胎宝宝体内的钙，一半以上是在孕期最后 2 个月储存的。如果摄入不足，出生后就有发生软骨病的危险。此时，孕妈妈最好能坚持每天喝牛奶，适当多吃些虾皮、芝麻酱、黄豆等含钙丰富的食物。

维生素 B_1： 维生素的补充不容怠慢，水溶性维生素中，维生素 B_1 尤为重要。如果维生素 B_1 补充不足，易引起呕吐、倦怠、体乏，还可能影响分娩时子宫收缩，使产程延长，分娩困难。富含维生素 B_1 的食物有坚果、谷类、肉类等。

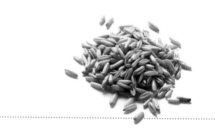

准爸爸需要做些啥

✔ 说服孕妈妈戒掉过多的夜宵。吃夜宵不仅会影响睡眠质量，还会导致肥胖，产后恢复较差。夜晚是身体休息的时间，吃夜宵容易增加肠胃的负担，让肠胃在夜间无法得到充分的休息，而且也可能会影响孕妈妈的睡眠质量。因此，准爸爸要说服孕妈妈戒掉夜宵。

✔ 增加妻子摄入蔬菜的量。准爸爸可以把一些黄瓜和胡萝卜切成条状，让孕妈妈嘴馋的时候当零食吃，以帮助补充一天的蔬菜量。

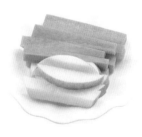

一周饮食安排

为了储备分娩时消耗的能量，孕妈妈应保持营养全面的饮食习惯，几种营养素都不能少，还应像孕8月一样，继续补充蛋白质、碳水化合物、脂肪等能提供热量的食物。

星期	早餐	午餐	晚餐	加餐
一	紫菜虾仁馄饨 鸡蛋 核桃仁蔬菜沙拉 苹果	燕麦小米饭 芹菜炒牛肉 白灼时蔬 花生猪蹄汤	奶香玉米饼 冬笋冬菇扒油菜 (P171) 荷兰豆炒藕片 西红柿豆腐汤	蓝莓 酸奶 核桃仁
二	牛奶馒头 (P62) 煎蛋 凉拌空心菜 山药排骨汤	八宝饭 鱼香猪肝 凉拌油麦菜 西柚	胡萝卜小米粥 蒸红薯 腰果菠菜 炒木耳菜	菠萝 牛奶 榛子
三	五仁大米粥 黄瓜炒肉片 菠菜蛋花汤	糯米香菇饭 干烧黄花鱼 醋熘白菜 荠菜魔芋汤	西葫芦饼 豆腐烧油菜心 蒜香黄豆芽 丝瓜肉丝汤	苹果 腰果 牛奶
四	芹菜包 豌豆苗拌银耳 生菜干贝汤 冬枣	杂粮饭 咖喱蔬菜鱼丸煲 芸豆烧荸荠 冬瓜肉片汤	海带排骨面 凉拌莴笋 清炒青菜 桃	花生 橙子 牛奶
五	紫米饭 煎豆腐 鸡蛋 凉拌素什锦 (P62)	肉丁面 蒜蓉生菜 菌菇汤 橙子	猪肝烩饭 (P170) 鲜蘑炒豌豆 西葫芦炒鸡蛋 豆芽肉丝汤	葡萄 煮毛豆 芹菜茼蒿汁 (P171)
六	煎饺 鸡蛋 大丰收 开心果	麻酱花卷 香菇炒菜花 荠菜黄瓜豆腐卷 白菜粉丝汤	莴笋猪肉粥 白灼秋葵 清炒油菜 鲫鱼汤	梨 牛奶香蕉芝麻糊 (P170)
日	雪菜肉丝汤面 (P171) 煎蛋 海米青菜 松仁拌海带	鳗鱼青菜饭团 素炒木耳青菜 爆炒鸡肉 (P170) 紫菜汤	大麦饭 清炒白菜 胡萝卜炒肉丝 丝瓜丸子汤	酸奶 杏仁

本月营养食谱推荐

猪肝烩饭

原料：米饭 1 碗，猪肝 100 克，猪瘦肉、胡萝卜、洋葱、蒜末、水淀粉、盐、白糖、酱油、料酒各适量。

做法：① 猪瘦肉、猪肝分别洗净，切片，调入酱油、料酒、白糖、盐、水淀粉腌 10 分钟。② 洋葱、胡萝卜分别洗净，切成片后用开水烫熟。③ 锅中放油，放入蒜末煸香，放入腌制好猪肝片、瘦肉片略炒；依次放入洋葱片、胡萝卜片和盐、酱油，放水煮熟，加水淀粉，淋在米饭上。

营养功效：猪肝有预防和治疗贫血的作用。

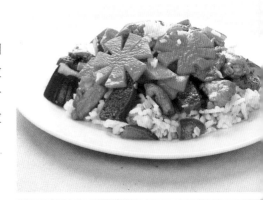

爆炒鸡肉

原料：鸡胸肉 150 克，胡萝卜 1/2 根，土豆 1/2 个，香菇 2 朵，酱油、料酒、水淀粉各适量。

做法：① 胡萝卜、土豆分别洗净，切块；香菇洗净，切片；鸡胸肉洗净，切丁，用酱油、料酒、水淀粉腌 10 分钟。② 油锅烧热，放入鸡丁翻炒，再将胡萝卜块、土豆块、香菇片放入炒匀，加清水没过原料，小火慢煮至土豆绵软即可。

营养功效：此菜能为孕妈妈补充营养，增强抵抗力。

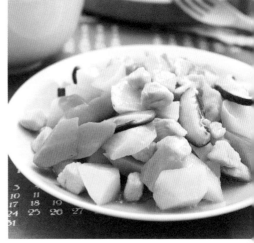

牛奶香蕉芝麻糊

原料：牛奶 1 袋(250 毫升)，香蕉 1 根，玉米面 1/3 碗，白糖、芝麻各适量。

做法：① 将牛奶倒入锅中，开小火，加入玉米面和白糖，边煮边搅拌，煮至玉米面熟。② 将香蕉剥皮，用勺子研碎，放入牛奶糊中，再撒上芝麻即可。

营养功效：牛奶、香蕉、芝麻能让孕妈妈精神放松；同时可以使胎宝宝的皮肤更润滑、白皙。

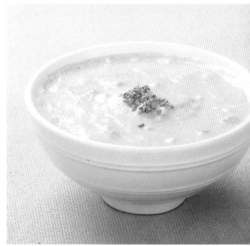

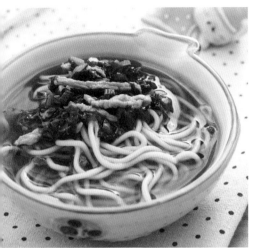

雪菜肉丝汤面

原料：面条 100 克，猪肉丝 100 克，雪菜 1 棵，酱油、盐、料酒、葱花、姜末、高汤各适量。

做法：① 雪菜浸泡洗净，捞出沥干，切碎末；猪肉丝洗净，加料酒拌匀。② 锅中倒油烧热，放入葱花、姜末、肉丝煸炒至变色，再放入雪菜末翻炒，放入料酒、酱油、盐，拌匀盛出。③ 煮熟面条，挑入盛有适量酱油、盐等调料的碗内，舀入适量高汤，再把炒好的雪菜肉丝均匀地覆盖在面条上。

营养功效：此汤面能为孕妈妈提供热量和营养。

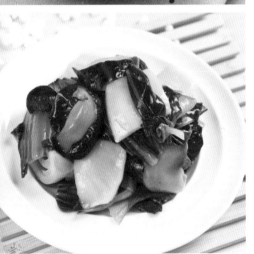

冬笋冬菇扒油菜

原料：油菜 2 棵，冬笋 1 根，冬菇 4 朵，葱、盐各适量。

做法：① 将油菜去掉老叶，清洗干净切段；冬菇切片；冬笋切片，并放入沸水中焯烫，除去笋中的草酸；葱洗净切碎。② 炒锅置火上，倒入适量油烧热，放入葱末、冬笋片、冬菇片煸炒后，倒入少量清水，再放入油菜段、盐，用大火炒熟即可。

营养功效：本菜品含大量维生素和膳食纤维，对调节孕妈妈血糖和妊娠高血压疾病都很有帮助。

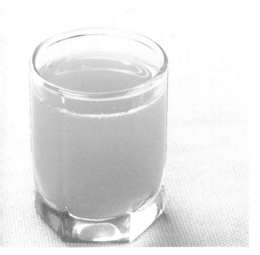

芹菜茼蒿汁

原料：鲜芹菜 3 棵，鲜茼蒿 4 棵。

做法：① 鲜芹菜以开水浸烫约 5 分钟后，取出切碎，捣后取汁。② 再将鲜茼蒿洗净切碎捣烂取汁，与芹菜汁调匀，每次饮 20 毫升，可用温水和服。

营养功效：孕晚期，孕妈妈会时常出现失眠症状，这款芹菜茼蒿汁可以很好地缓解失眠症状，让孕妈妈睡得好，保持旺盛的精力。

准爸爸的胎教时光

胎宝宝开始出现情绪反应，他对胎教内容显得比较挑剔了，所以准爸爸要注意胎教素材的选择。此时充满童趣、积极向上的胎教会使胎宝宝乐于接受。

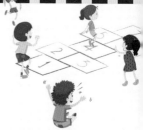

准爸爸可以多花心思陪孕妈妈玩游戏，胎宝宝一定也能感觉到。

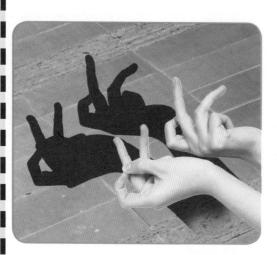

情绪胎教：手影游戏

晚上，在灯光下做一做手影游戏，看着一个个小动物诞生在自己灵巧的手上，孕妈妈一定会非常开心。准爸爸也可以参与进来，这样孕妈妈兴致会更高，还有利于提高胎宝宝手与脑的配合度。

智力胎教：思维游戏·剩下的1元钱去了哪里

有3个人去投宿，一晚30元，3个人每人掏了10元凑够30元交给了老板。后来老板说今天优惠只要25元就够了，拿出5元令服务生退还给他们，服务生偷偷藏起了2元，然后把剩下的3元分给了那3个人，每人分到1元。这样，一开始每人掏了10元，现在又退回1元，也就是10-1=9，每人只花了9元，3个人正好是27元，再加上服务生藏起的2元是29元，请问剩下的1元去了哪里？

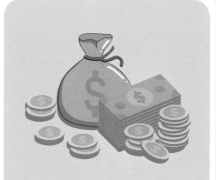

解题技巧：这是一道算术题，准爸爸在给孕妈妈出的算题，只要准确表示出生活中的题目中的关系，帮孕妈妈理清家庭生活中的账算关系，即可算出正确孩子了哦。

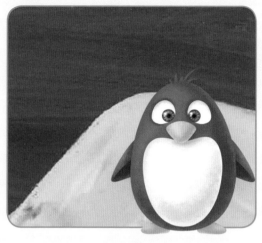

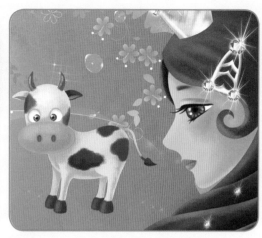

知识胎教：准爸爸讲讲帝企鹅

帝企鹅是企鹅家族中个头最大的种类，生活在寒冷的南极，它们有高高的个子，穿着黑白分明的"大礼服"，打着橙黄色的"领结"。

在帝企鹅中，企鹅宝宝的孵化通常是由企鹅爸爸完成的。当企鹅妈妈产下一枚企鹅蛋之后，就到海里找食物去了，企鹅爸爸把蛋拨弄到双脚脚背上，站立着孵蛋，一直不吃不喝地站上60多天，直到小企鹅出生之后，企鹅妈妈从海里回来，自己再到海里捕鱼。

在孵蛋和照料小企鹅的这段时间，企鹅爸爸的体重要减少将近一半。不但如此，企鹅爸爸还要经受饥饿、严寒、自然灾害、天敌等种种考验。

故事胎教：《金牛座的传说》

有一天，天神宙斯在人间游荡，经过某个国家时，突然看见这个国家的公主非常美丽，回到天上之后，仍然对这位美丽的公主念念不忘。而在这个国家里，有一座很大很漂亮的牧场，里面有数不清的牛在吃草、嬉戏，公主时常会来到牧场与可爱的牛群一起玩耍。

有一天，公主突然发现在牛群之中，有一只特别会唱歌的牛，它的歌声犹如天籁一般，吸引着公主不自觉地朝它走去。

公主看到这头牛，就无法自拔地爱上了它。正当公主轻轻靠在牛的身上与它一起忘情地唱歌时，这只牛突然背起公主朝着天空飞去。

经过了很久的飞行，这只牛终于在一块美丽的土地上停了下来，然后摇身一变成了人，向公主表达了其爱慕之意。原来这只牛就是天神宙斯的化身，因为无法抑制对公主的日夜思念，决定来向公主表白。

美丽的公主接受了宙斯的爱，两人一起回到了天上生活。为了纪念这一切，宙斯将公牛的形象列入天上的群星之中，成为金牛座。

胎宝宝随时都会来"报到"

孕十月，孕妈妈和准爸爸要随时准备好和宝宝见面了。预产期并不是宝宝出生的准确时间，只有一部分的宝宝会如期地来到家人的怀抱，但是还有很多宝宝会比预产期出生得晚，让妈妈爸爸等得焦急。

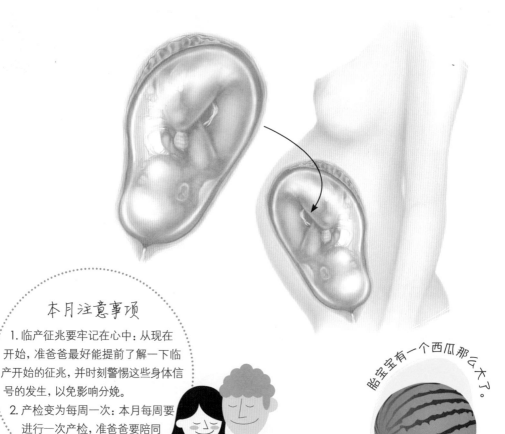

本月注意事项

1. 临产征兆要牢记在心中：从现在开始，准爸爸最好能提前了解一下临产开始的征兆，并时刻警惕这些身体信号的发生，以免影响分娩。

2. 产检变为每周一次：本月每周要进行一次产检，准爸爸要陪同孕妈妈按时检查。

胎宝宝有一个西瓜那么大？

孕妈妈的身体变化

在妊娠最后一个月，孕妈妈会感觉身体更加沉重、动作越发笨拙，孕 40 周时子宫底的高度为 30~34 厘米。骨盆关节、韧带也已经为分娩做好了准备。这个月孕妈妈会经常发生没有规律的假宫缩，要注意辨别，避免慌乱。

孕妈妈的情绪变化

经过漫长的孕期，小宝宝随时都会到来，孕妈妈会变得很紧张。有些孕妈妈入院后较长时间不临产，会有一种紧迫感。孕妈妈应稳定情绪，保持心绪的平和，安心等待分娩时刻的到来。

你的宝宝长这样

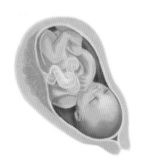

孕 37 周 胎头入盆

本周胎宝宝体重已达 3 千克左右，但还在继续成长，体内的脂肪持续增加，头发也已经长得又长又密了；胎宝宝的头已经完全入盆，若此时胎位不正，能够改善的机会已很小；胎宝宝还在练习呼吸，神经系统在持续发育。

由于子宫内空间对胎宝宝来说已经变小，胎宝宝很少做大幅度的运动了，所以发现胎动次数相对于孕 7 月大大减少，是正常现象。

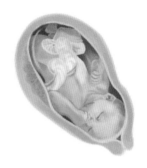

孕 38 周 随时都会健康出生

本周胎宝宝身长已达到 52 厘米左右，体重也达到 3.2 千克，已经完全发育好了；四肢更加有力，指甲已经长到了手指和脚趾的末端，身上覆盖的纤细的绒毛和滑腻的胎脂逐渐脱落；胎宝宝的头会在骨盆内摇摆，不过孕妈妈不必担心，因为周围有骨盆的保护，胎宝宝做这样的动作很安全。

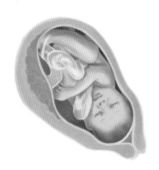

孕 39 周 继续长肉

本周胎宝宝所有的器官都已发育成熟，体重也已达到新生儿出生的标准体重，但他还在继续生长；身上的胎脂逐渐脱落，胎宝宝皮肤变得更加光滑；胎宝宝的胎动越来越少；肺部虽已发育成熟，但还没有开始真正的呼吸，在胎宝宝出生后，肺才能建立正常的呼吸方式。

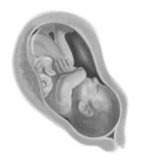

孕 40 周 终于见到宝宝了

本周胎宝宝体重可能会达到 3.3~4 千克，其中脂肪占体重的 15%；已经具备了多种不同的反射能力，随时都有出生的可能。不过，对于这周还没有"动静"的胎宝宝，孕妈妈也不要太着急。真正能准确地在预产期出生的宝宝只有一部分，提前或推迟都是正常的。

陪孕妈妈做产检

本月，胎宝宝随时可能出生，每周 1 次的产检仍要继续进行，除此之外，孕妈妈随时可能分娩，因此准爸爸一定要陪孕妈妈做最后几次的产检，让孕妈妈安心。

本月产检项目

☐ 羊膜镜检查：判断胎宝宝安危的检查，主要用于高危妊娠以及出现胎儿窘迫征象或胎盘功能减退的检测。

☐ 胎心监护：推测宫内胎宝宝有无缺氧。

☐ 胎位检查：确定孕妈妈自然分娩还是手术助产。

☐ 胎宝宝成熟度检查：一般临床采用测量子宫底高度和腹围的方法，按公式计算胎宝宝体重，根据羊水来推测胎龄。

☐ 手摸宫缩：宫缩的频率和强度是指导医生进行相应处理的依据。

☐ B 超检查：本次 B 超将为确定分娩的方式提供可靠的依据。

☐ 测量宫高、腹围：本月测量宫高和腹围可判断胎宝宝是否成熟。

注：以上产检项目可作为孕妈妈产检参考，具体产检项目以医院及医生提供的建议为准。

关于产检准爸爸要知道的

准爸爸在陪孕妈妈产检前和产检时应该做哪些准备呢？赶快来看一看吧！提前做好准备，胎宝宝才能更顺利地降生。

1 全程陪同产检

本月，胎宝宝随时可能出生，孕妈妈产检时，准爸爸一定要全程陪同，不要让孕妈妈单独外出。产检时，尽量不要让孕妈妈做太多事情，或者太劳累，许多事情都可以由准爸爸代劳。

2 和医生商量分娩方式

本月的最后一次 B 超检查，能够全面了解胎宝宝的情况，并为确定分娩方式提供依据。准爸爸在陪检时，可仔细听取医生的建议，共同商量以何种方式分娩。如果顺产，可询问医院是否有无痛分娩。

3 入院相关事项理清楚

有关入院、住院的相关事项，准爸爸也要帮孕妈妈问好了，需要带的证件，需要办理的流程，紧急情况时怎么做，都要问清楚，提前做好准备，避免因遇到突发状况而慌乱。

听专家说产检报告单

临近分娩，准爸爸要仔细听专家分析孕妈妈的产检报告单，了解胎宝宝在孕妈妈腹中的情况。

看懂羊膜镜检查单

羊膜镜检查是判断胎宝宝安危的检查，主要用于高危妊娠以及出现胎儿窘迫征象或胎盘功能减退的检测。羊膜镜检查的正常标准应为羊水清亮、无色透明，可透见胎先露及胎发在羊水中呈束状微动并可见白色光亮的胎脂片。准爸爸和孕妈妈在看检查报告单时，最需要关注的就是结果一栏，如果结果中显示，羊水清亮，没有异常情况，即为正常。

羊膜镜主要用于孕晚期或分娩期可能存在胎宝宝窘迫，需要了解是否存在羊水过少和羊水浑浊者。分娩早期，疑有胎宝宝窘迫存在，应做羊膜镜检查，可避免不必要的手术干预。

留心血常规检查中的血小板计数

血小板减少时，毛细血管容易破裂，皮肤黏膜有出血点。孕晚期容易出现血小板减少，这对胎宝宝没有什么特别的影响，但是如果血小板减少，在分娩过程中孕妈妈阴道撕裂或剖宫产时血液不易凝固会发生意外。因此，临产前孕妈妈一定要做一次血常规检查，看看血小板是不是正常。血小板正常计数应在（100~300）$\times 10^9$/升范围内，如果数值小于 50×10^9/升，为了孕妈妈的安全，在分娩时可输血小板治疗。

看懂最后一次 B 超报告单

胎位：胎先露部分与母体骨盆的位置关系，正常胎位多为枕前位。胎位不正包括臀位、横位、枕后位、颜面位等。

脐带情况：脐带漂浮在羊水中为正常，若在胎宝宝颈部看到脐带影像，则可能为脐带绕颈。脐带 S/D 的比值（胎宝宝脐动脉收缩压与舒张压的比值）在足月时应小于 3。

胎盘成熟度：最后一个月，胎盘成熟度应为Ⅲ级，表示完全成熟，胎盘厚度在 2.5~5.0 厘米为正常。

羊水情况：羊水无浑浊，羊水深度在 3~7 厘米，羊水指数在 8~18 厘米。

胎宝宝大小：主要判断依据是胎宝宝双顶径、头围、腹围、股骨长，以上数据都与孕周相符即为正常。依据以上数据，医生还可估算胎宝宝体重。

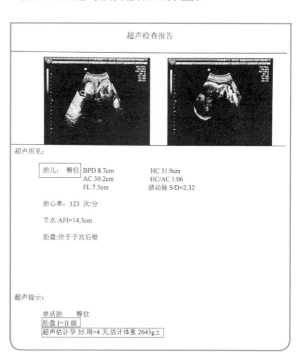

本月生活细节注意事项

即将临产，孕妈妈乃至全家人都会有些紧张、期待、激动……在这种情况下，可能会忽视一些细节。这就需要全家总动员，迎接随时可能来临的分娩。另外，孕妈妈这个月情绪可能会有波动，准爸爸要细心些，随时关注孕妈妈的情绪，多关心她，多和她交流。

别忽视过期妊娠

如果孕妈妈之前的月经规律正常，而妊娠期超过42周了，则属于过期妊娠。过期妊娠对孕妈妈和胎宝宝来说都具有一定的危险，所以准爸爸和孕妈妈一定要重视这个问题，而不能抱着顺其自然的心态静等阵痛的到来。

过期妊娠对孕妈妈的影响

过期妊娠不仅会加重孕妈妈的心理焦虑，而且可能会因为是巨大儿而加大孕妈妈的分娩难度，延长产程。如果不及时处理或处理不当，则可能导致孕妈妈难产、大出血，直接威胁孕妈妈的生命。

过期妊娠对胎宝宝的影响

首先，过期妊娠可能会造成胎宝宝骨骼过硬或体重过重，而加大分娩难度，造成胎宝宝因分娩时间过长而缺氧或窒息；其次，过期妊娠时，孕妈妈的胎盘功能可能老化，不能很好地为胎宝宝提供氧气和营养，易造成胎宝宝宫内窘迫；再次，过期妊娠一般会出现羊水变少或胎便污染等情况，对胎宝宝十分不利。

过期妊娠应该怎么办

如果孕妈妈被诊断为过期妊娠，一定要遵照医嘱，定期（一般为一两天）到医院做B超检查和胎心监护。

如果孕妈妈胎盘、羊水等各项指标良好，胎宝宝也无体重过重等情况，孕妈妈可遵医嘱选择使用催产素催产。

如果一旦发现有胎宝宝宫内窘迫或羊水过少等情况，要及时采取剖宫产。

准爸爸要做的事

这个月的胎宝宝随时都可能出生。准爸爸马上要见到自己的小天使了，不要紧张，孕妈妈还需要你加油打气呢，胎宝宝也需要你的守护。

提醒妻子做助产运动
孕妈妈适当活动骨盆，练习几次呼吸，或者散散步放松一下，都对生产有好处。

提早决定对胎盘和脐带血的处理
准爸爸最好综合考虑，与孕妈妈商量后决定如何处理胎盘和脐带血。

把待产包放在显眼的地方
因为随时都可能面临分娩，所以准爸爸要提前把待产包拿出来，放在显眼的地方，到时一提就走。

和妻子商量如何处理脐带血

准爸爸和孕妈妈要提前综合考虑，在如何处理脐带血这个问题上达成共识。

脐带血是否保存

脐带血是胎宝宝娩出、脐带结扎并剪断之后残留在胎盘和脐带中的血液，以前都是废弃不用的。现代研究发现，脐带血的造血干细胞有一定的定向分化能力，在一定程度上可以修复造血干细胞和免疫系统，可以治疗白血病。现在越来越多的父母开始考虑保留脐带血。

如果准爸爸和孕妈妈决定保留脐带血，要提前和当地脐带血保存机构联系，按照相关程序对身体进行评估、签订协议和缴费。在入院后也要立刻打电话通知脐带血保存机构。

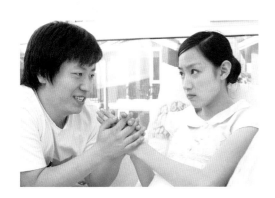

目前脐带血的储存期限只有 20 年，费用在数千元至上万元不等。

关于脐带血的小知识

* **脐带血保存条件** 关于如何保存脐带血，应该在分娩前先咨询当地脐带血保存机构。脐带血的量非常少，只能用于治疗宝宝 10 岁以下的血液病。

* **费用** 保存脐带血的费用一般包括采集费和保存费两部分。不同地区收费标准也不同，具体需要咨询当地相关机构。

* **关于脐带血捐献** 现在有专家学者倡导捐献脐带血，这是因为自存脐带血的使用概率较低，而公用脐带血血库却可以救助很多患有血液病的患者。

给孕妈妈讲故事

准爸爸可以给孕妈妈读一些育儿书或童话书，给孕妈妈讲故事以放松孕妈妈的心情，唤起孕妈妈对宝宝的期待，从而培养面对分娩的信心。

准备巧克力、蛋糕等食物

在产程间隙趁机补充能量，有利于顺利分娩，缩短分娩时间。所以准爸爸要为孕妈妈准备巧克力、蛋糕等食物，以备孕妈妈分娩时食用。

随时准备休产假

临近分娩期，准爸爸要跟单位提前打好招呼，以便孕妈妈出现情况，准爸爸能第一时间陪伴左右。

突发情况，准爸爸如何应对

在待产过程中可能会发生意想不到的状况，准爸爸和孕妈妈千万不要慌张。因为当了解了这些状况之后，会明白不管是什么情况，医生都会努力让你的宝宝平安降生的。准爸爸此时最重要的任务是让孕妈妈安心待产。

胎头骨盆不对称

即胎头太大或孕妈妈骨盆过于狭窄，致使子宫颈无法开足，或是胎头不再下降。出现这种情况，医生多半会建议采用剖宫产。

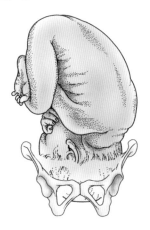

脐带脱出

在孕妈妈出现破水的时候，如果姿势不当会造成脐带脱出。脱出的脐带会受到胎头压迫，中断胎宝宝的血液及养分供应，并危及胎宝宝的生命。因此，若是孕妈妈在医院待产中出现此情况，医生会立即进行剖宫产，准爸爸要注意配合医生。

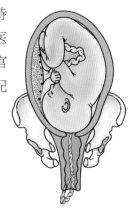

胎盘早期剥离

在待产过程中，如果孕妈妈的阵痛转变为持续性的腹痛，且伴有阴道出血，则可能为胎盘早期剥离。出现这种情况，准爸爸要立即去通知医生，告知孕妈妈的具体情况，若确诊为胎盘早期剥离，医生须紧急为孕妈妈实施剖宫产。

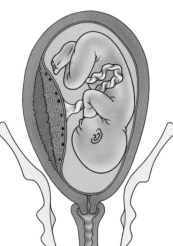

胎宝宝窘迫

若胎宝宝心跳频率下降，可能是脐带受压迫、胎头下降受到骨盆压迫等原因。此时，医生会先给孕妈妈吸氧气、打点滴。如果胎心音仍未恢复正常，就必须实施剖宫产手术。

在现代医学条件下，只要认真进行产前检查，分娩的安全性还是很高的。

预防妻子心理性难产

有些孕妈妈的产力不错，胎位、产道都很正常，胎宝宝大小也适中，却因心理畏惧而导致难产。这种情况由准爸爸来做孕妈妈的安抚工作是最好的，把孕妈妈担心的问题一一解决。

心理性难产原因

孕妈妈会发生心理性难产的原因大致可以分为以下几点，准爸爸可以来看看是否也有你的妻子所担心的。

1. 认知错觉。很多孕妈妈受到电视剧、书籍中分娩情节的不良影响。剧中，为了故事的戏剧性，这些描写几乎都是难产。如果不能正确认识，孕妈妈容易认为顺产发生难产的可能性很高，自己也会难产。

2. 情绪记忆。一些孕妈妈在分娩前听到难产事件的时候，会产生强烈的害怕情绪。这些情绪会成为记忆储存在脑海里，等上了产床，这些记忆就会让她们紧张害怕，不能顺利分娩，甚至医生的劝导对这些孕妈妈也不起作用。

3. 害怕失控感。有些孕妈妈认为分娩中有太多不可控的情况，会有一种失控的感觉，每天都会伴随着焦虑、恐惧。其实，孕妈妈要相信自己，也要相信医学技术，不要被心理的恐惧打败，顺产并不是一件恐怖的事情。

忌过于恐惧分娩

孕妈妈在产前过于恐惧，会使身体产生过多的应激激素，这样一来，产程也会拖更久，疼痛就会增加，对分娩会有不利的影响。怀孕、分娩是生理功能的一种自然表现，是一种平常而又正常的事，所以孕妈妈不必惊慌、恐惧，顺其自然，又有医生的帮助，自会顺利分娩。相反，如果临产时焦虑、恐惧，可造成产妇大脑皮质功能紊乱，使得子宫收缩不协调、产程延长等。

让妻子放松的几个小方法

* 听着轻音乐小睡一会儿。
* 给最好的朋友打个电话。
* 读一本精彩的小说或漫画书。
* 洗个热水澡。
* 参照食谱给她做一顿大餐。
* 整理一下买来的宝宝衣服以及宝宝用品。

提醒妻子做助产运动

为了更安全顺利地迎接小宝宝，准爸爸最好叮嘱孕妈妈在预产期前 2 周，开始练习分娩前的准备运动，这对顺产大有裨益。

分娩前的准备运动

方法一：浅呼吸。孕妈妈仰卧，嘴微微张开，进行吸气和呼气，呼气与吸气之间要间隔相等时长，呼吸轻而浅。这个方法可以消除腹部的紧张感。

方法二：短促呼吸。孕妈妈仰卧，双手握在一起，集中体力连续做几次短促呼吸。这个动作是要集中腹部的力量使胎宝宝的头慢慢娩出。

方法三：肌肉松弛法。肘关节和膝关节用力弯曲，接着伸直并放松。该动作是利用肌肉紧张感的差异进行放松肌肉的练习。这个方法如果每天练习 30 分钟，会收到很好的效果。但是运动因人而异，如果孕妈妈觉得不适，请立即停止运动。

直立扩胸运动促使胎宝宝入盆

如果到了预产期还没有动静，孕妈妈要加强运动。直立扩胸运动能促使胎宝宝入盆，同时还能锻炼盆底肌肉，增加产力。不过，一定要让准爸爸陪在身边，以免有意外发生。

练习方法：两脚站立，与肩同宽，身体直立，两臂沿身侧提至胸前平举，挺胸，双臂后展，坚持 30 秒。做这一动作时注意扩胸时呼气，收臂时吸气。

散步是较好的放松运动

在分娩之前，较好的运动方式就是在准爸爸的陪同下多散步。在散步的同时，孕妈妈稍稍调整一下自己的步伐，还可以达到减压的效果。首先要以放松短小的步伐向前走，一定要以一个感觉舒适的步调进行，手臂自然放在身体两侧。同时，散步时还可训练分娩时的呼吸方法：用鼻子深吸气，然后用口呼气。

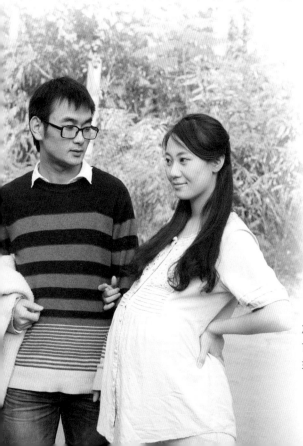

准爸爸此时要建议孕妈妈做一做产前准备运动以利于生产，也可陪孕妈妈一起多散散步。

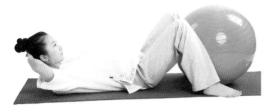

借助分娩球进行锻炼可以很好地锻炼骨盆，有利于顺产。

陪妻子做分娩热身操

分娩前夕，孕妈妈更有必要锻炼身体，不仅可以增加体内含氧量，还能缓解孕晚期的不适症状，更锻炼了分娩时相关部位的关节和肌肉，为分娩做好更充分的准备。当然，孕妈妈是否能锻炼，还需要咨询医生，以免发生意外。准爸爸也要时刻提醒孕妈妈注意安全。

扭骨盆运动

孕妈妈在分娩前可以进行适度的扭动骨盆运动，可以减轻耻骨分离引起的疼痛。具体方法如下：

1.仰卧在床上，两腿与床成45°角，双膝并拢。

2.双膝并拢带动大小腿向左右摆动。摆动时两膝好像是一个椭圆形，要缓慢有节奏地动。双肩和双脚板要紧贴床面。

3.腿伸直，右腿保持原状，右腿的膝盖慢慢向左倾倒。

4.右腿膝盖从左侧恢复原位后，再向右侧倾倒。此方法两腿交换进行。

促进顺产的运动

下面简单的运动，可以帮助孕妈妈顺利分娩。准爸爸可以督促孕妈妈经常做一做，不要让她偷懒。

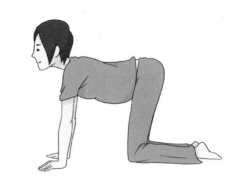

跪式
跪在床上或垫子上，用双臂支撑，背部和臀部尽量保持在一条直线上，上下轻轻摇摆骨盆，可加强腰部肌肉力量。

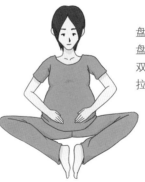

盘腿坐
盘腿坐，两脚脚掌相对，双手轻按腹部或膝盖，可拉伸大腿与骨盆肌肉。

靠墙站
背部靠墙站立，两脚分开，与肩同宽，靠着墙慢慢上下滑动身体，有助于打开骨盆。

准爸爸营养小厨房

准爸爸这个月要选用对孕妈妈分娩有利的食物和烹饪方法。产前孕妈妈的饮食要保证温、热、淡，对于养助胎气和分娩时的促产都有调养效果。

本月重点营养素

胎宝宝开始储存能量，为出生做准备。孕妈妈的食欲此时也会增加，因而各种营养的摄取应该不成问题。为了分娩，也为了胎宝宝的健康，此时应重点补充锌、维生素 B_{12}、蛋白质、糖类。

锌： 胎宝宝对锌的需求量在孕晚期最高。孕晚期应保持每日补充锌 16.5 毫克，以满足胎宝宝的生长发育需要。含锌丰富的食物有牛肉、羊肉、鲜鱼、贝壳类海产品等。

蛋白质、糖类： 孕 10 月，孕妈妈应吃一些富含蛋白质、糖类等能量较高的食物，如藕粉、牛奶、香蕉、巧克力、肉粥等，为临产储备能量。

维生素 B_{12}： 这一阶段胎宝宝的神经开始发育出起保护作用的髓鞘，这个过程将持续到出生以后，而髓鞘的发育依赖于维生素 B_{12}。含维生素 B_{12} 丰富的食物有牛肉、牛肾、猪肝、猪心、猪肠、鱼、牛奶、鸡蛋、干酪等。

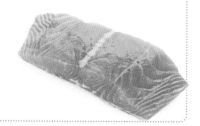

准爸爸需要做些啥

✔ **让妻子吃些稳定情绪的食物。** 此时孕妈妈的心情一定很复杂，既有即将与宝宝见面的喜悦，也有面对分娩的紧张不安。因此，准爸爸要为孕妈妈多准备一些能够帮助缓解紧张情绪的食物，富含叶酸、维生素 B_2、维生素 K 的卷心菜、胡萝卜等均是对这方面有益的食物。

✔ **帮助妻子积蓄能量。** 这个阶段准爸爸应该让孕妈妈多吃一些制作精细、易于消化、营养丰富、有补益作用的菜肴，为孕妈妈的临产储备能量，还要注意预防便秘和水肿。

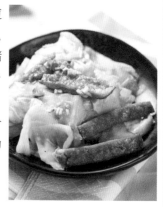

一周饮食安排

本阶段孕妈妈的饮食既要照顾到胎宝宝生长发育的需要，又要为分娩储备能量，所以这个时期应该适当调高饮食结构中蛋白质、碳水化合物等能量较高的食物的比例，保证足够的营养。此外，孕妈妈需要注意维生素 B_{12} 和维生素 K 的补充，这两种营养素对分娩时止血有一定的积极作用。

星期	早餐	午餐	晚餐	加餐
一	面包 煎蛋 牛油果蔬菜沙拉 西红柿胡萝卜汁	黑芝麻饭团 清炒茼蒿 菠菜鱼片 羊角瓜	红薯粥 韭菜包子 宫保素三丁 (P186) 炒鸡胗	柚子 腰果 牛奶
二	杂粮饭 海带豆芽汤 炒青菜	红豆饭 腰果彩椒三文鱼粒 (P187) 清炒荷兰豆 羊肉冬瓜汤 (P186)	西红柿鸡蛋面 凉拌素什锦 (P62) 炒蘑菇 凉拌空心菜	火龙果 山竹 酸奶
三	豆包 香菇油菜 紫菜汤 苹果	燕麦黑豆饭 蒜蓉芥菜 土豆炖鸡块 红枣银耳汤	菠菜鸡蛋饼 (P187) 西红柿炖豆腐 清炒双花 木耳肉片汤	桃 酸奶
四	玉米南瓜糊 蒸红薯 鸡蛋 鸡胸肉开心果沙拉	麻酱凉面 豆芽炒肉丝 凉拌菠菜 萝卜老鸭汤	米饭 白灼生菜 菠菜鱼片 丝瓜丸子汤	李子 橙子 牛奶
五	猪肝胡萝卜粥 鸡蛋 核桃仁拌芹菜	菠菜鸡蛋饼 (P187) 蒸玉米 海米油菜 鱼头豆腐汤	二米饭 三丝木耳 红烧茄子 黄豆莲藕汤	蓝莓 葡萄 酸奶
六	发糕 鸡蛋 醋拌萝卜丝 煎鱼排	红枣鸡丝糯米饭 (P186) 银鱼豆芽 芹菜牛肉丝 红枣花生汤	南瓜粥 玉竹炒藕片 蒜薹炒虾仁	猕猴桃 黄瓜 牛奶
日	三鲜水饺 凉拌豇豆 苹果	杂粮饭 松仁玉米 (P63) 香菇煎豆腐 鲫鱼汤	芝麻粥 煮玉米 清炒木耳菜 土豆烧排骨	开心果 柚子 小米面茶 (P187)

本月营养食谱推荐

红枣鸡丝糯米饭

原料：红枣 10 颗，鸡肉 100 克（约 1/3 碗），糯米适量。

做法：① 红枣洗净，去核，切碎；鸡肉洗净，切丝，焯烫；糯米洗净，浸泡 2 小时。② 将糯米、鸡肉丝、红枣碎放入锅中，加适量清水，蒸熟。根据自己的口味，调味即可。

营养功效：红枣的味道甜中透香，能增进食欲，是体质虚弱的孕妈妈补充营养的好食物。

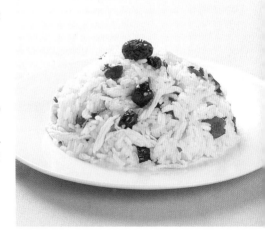

宫保素三丁

原料：红椒、土豆各 1/2 个，黄瓜 1/2 根，花生仁 15 粒，葱末、白糖、盐、香油、水淀粉各适量。

做法：① 将红椒、黄瓜、土豆分别洗净，切丁；将花生仁、土豆丁分别过油炒熟。② 锅中倒油烧热，煸香葱末，放入红椒丁、黄瓜丁、土豆丁、花生仁，大火快炒，加白糖、盐调味，用水淀粉勾芡，最后淋香油即可出锅。

营养功效：此菜含植物蛋白、不饱和脂肪酸、维生素等营养素，有利于胎宝宝各器官的发育。

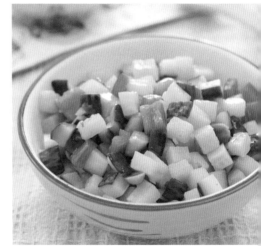

羊肉冬瓜汤

原料：冬瓜 1/4 个，羊肉块、香油、香菜叶、姜末、盐各适量。

做法：① 冬瓜去皮、去瓤，洗净，切成块；羊肉块用盐、姜末拌匀腌制 5 分钟。② 锅内倒油烧热后放入冬瓜略炒，加适量清水，加盖烧开。③ 向烧开的锅中加入腌制好的羊肉块，煮熟后淋上香油、撒上香菜叶。

营养功效：羊肉、冬瓜口感极佳，营养不错，对孕晚期出现水肿的孕妈妈有一定疗效。

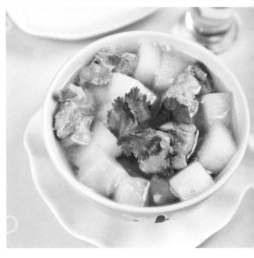

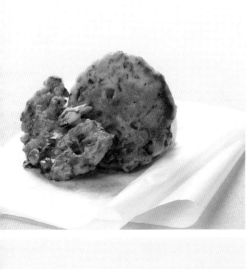

菠菜鸡蛋饼

原料：面粉 150 克，鸡蛋 2 个，菠菜 3 棵，火腿 1 根，榨菜丝、盐、香油各适量。

做法：① 面粉倒入大碗中，加适量温开水，再打入 2 个鸡蛋，搅拌均匀，成蛋面糊。② 菠菜焯水沥干后切成小段，火腿切小丁，和榨菜丝一起倒入蛋面糊里。③ 加入适量盐、香油，混合均匀。④ 平底锅加少量油，倒入蛋面糊煎成两面金黄即可。

营养功效：此饼能供给胎宝宝很多营养素。

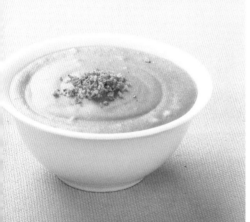

小米面茶

原料：小米面 50 克，白芝麻 1 把，麻酱、香油、盐、姜粉各适量。

做法：① 白芝麻去杂，用水冲洗干净，沥干水分，入锅炒至焦黄色，擀碎，加入盐拌在一起。② 锅内加适量清水、姜粉，烧开后将小米面和成稀糊倒入锅内，略加搅拌，开锅后盛入碗内。③ 将麻酱和香油调匀，用小勺淋入碗内，再撒入白芝麻盐即可。

营养功效：此面茶能补中益气，有助顺产。

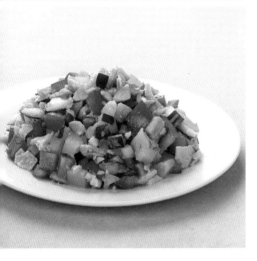

腰果彩椒三文鱼粒

原料：三文鱼 1 块，洋葱 1 个，红椒、黄椒、青椒各 1/2 个，腰果 6 颗，酱油、料酒、盐、香油各适量。

做法：① 三文鱼洗净，切成 1 厘米的方丁，调入酱油和料酒拌匀腌制 10 分钟；洋葱、红椒、黄椒和青椒都洗净，切成丁。② 锅中倒油，七成热时，放入腌制好的三文鱼丁煸炒，之后加入洋葱丁、红椒丁、黄椒丁、青椒丁、腰果和盐、香油，搅拌均匀即可。

营养功效：三文鱼中含有丰富的不饱和脂肪酸，能为即将出生的胎宝宝的智力和视力发育提供营养。

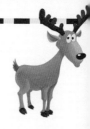

准爸爸的胎教时光

这个月，胎宝宝对准爸爸长久以来为他描述的这个世界太好奇了，迫不及待地想要冲破阻碍，睁开眼睛看世界了。在这最后时刻，准爸爸要抓住眼前的大好时机，继续向胎宝宝传递那些美好事物的信息。

准爸爸现在要继续给宝宝做胎教，可以读散文、儿歌等。

情绪胎教：散文《秋天踏着车来了》

　　这是一个疾风劲吹的日子，在黄昏前我漫步的田野上空，流云好像飞速翻动的书页匆匆飘过。但云缝中露出的蓝天却更加明亮，更加湛蓝。转眼间，蓝天被划成无数条明亮闪烁的小径从东向西蜿蜒而去，西边的天空泛起从未见过的各式各样的绚丽霞光。

　　风儿不断把云彩吹向西天，流云崩塌了，喷泻着火焰翻腾的岩浆，然后凝结成色彩斑斓的群山——鲜红色皇冠般的落日很快便垂到了它们的脊背上。在天空的另一边，树梢上现出了一弯新月，恰似一支角笛，姗姗而来的夜晚吹响了它。

　　风转向了，它从南方吹来，然后向北方掠去，在那里归于沉寂。

　　风儿掠过的田野广袤无垠。空气格外清新，弥漫着艾蒿的馨香和沼泽的气味。小路的拐弯处，一个人骑着自行车径直朝我而来，这是集体农庄的一位姑娘，身穿白色绒线衫和红裙子。

　　直至和我并肩，她刹住车，柔声说道：有点秋天的味儿了……说着，左手抛给我一个像大理石似的熟透的苹果，便又朝前骑去。

　　我恍若觉得，这踏着自行车跑来的正是秋天，它带着薄薄的霜花闪光的红叶。

（尼·斯米尔诺夫）

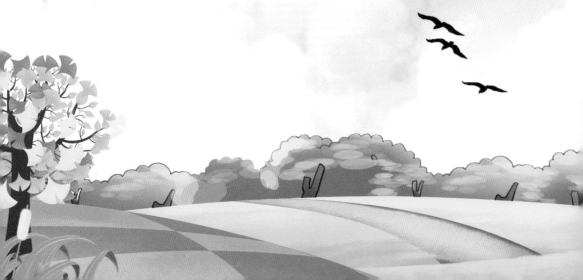

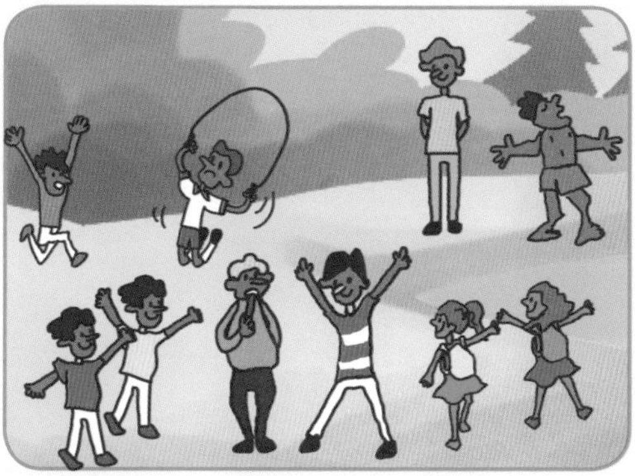

音乐胎教：儿歌 *Ten Little Indians*

One little,two little, three little Indians.
Four little, five little, six little Indians.
Seven little, eight little, nine little Indians,
ten little Indians.
Ten little, nine little, eight little Indians.
Seven little, six little, five little Indians.
Four little, three little, two little Indians,
one little Indian.

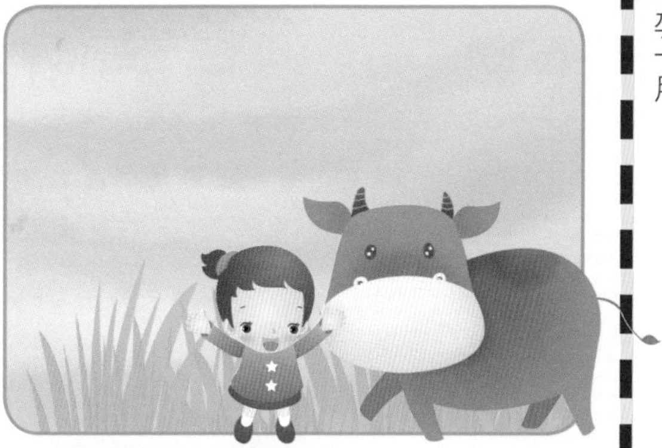

语言胎教：绕口令

绕口令对孩子的语言及思维发展具有极大的促进作用，所以准爸爸赶快给胎宝宝念个绕口令吧！

妞妞和牛牛

牛牛要吃河边柳，
妞妞赶牛牛不走。
妞妞护柳扭牛头，
牛牛扭头瞅妞妞。
妞妞扭牛牛更拗，
牛牛要顶小妞妞，
妞妞捡起小石头，
吓得牛牛扭头走。

智力胎教：猜谜

1. 拿筷子吃饭。（打一成语）
2. 添丁进口。（打一字）
3. 红嘴绿鹦哥，吃了营养多。（打一蔬菜）
4. 一天过去，脱件衣裳，一年过去，全身脱光。（打一用品）
5. 有风不动无风动，不动无风动有风。（打一用品）
6. 豆子被一条河拦住了去路。（打一蔬菜）
7. 满山优质树。（打中国地名）

答案：1.脍炙人口。(筷至人口)2.可。3.菠菜。4.日历。5.扇子。6.荷兰豆。(河拦豆) 7.吉林。

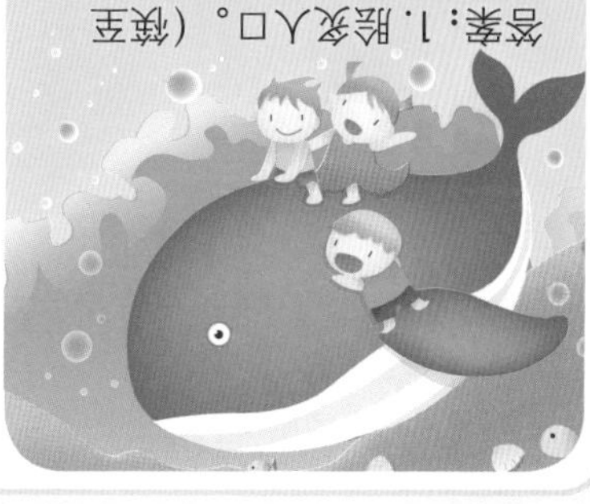

分娩时，准爸爸能做的事

临近分娩，准爸爸不要以为这个时候你就帮不上忙了，印在分娩前的准备过程中，准爸爸还有很多事情要做。准爸爸做好分娩前的准备、学习陪产知识，是给孕妈妈的最大支持。

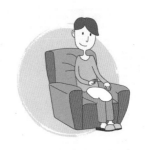

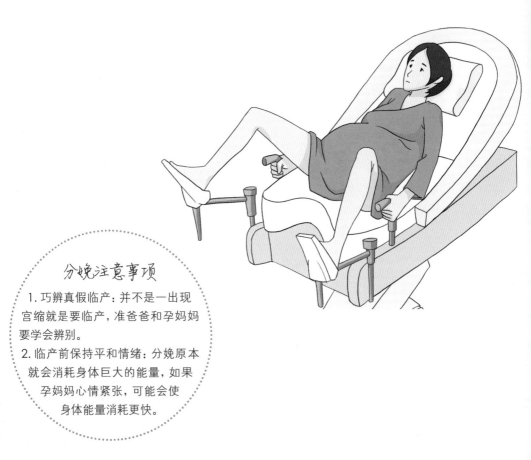

分娩注意事项

1. 巧辨真假临产：并不是一出现宫缩就是要临产，准爸爸和孕妈妈要学会辨别。

2. 临产前保持平和情绪：分娩原本就会消耗身体巨大的能量，如果孕妈妈心情紧张，可能会使身体能量消耗更快。

顺产妈妈分娩注意事项

正确用力促分娩。准妈妈应听从护士、助产士的指导，在宫缩时大口吸气，出现宫缩间歇时休息，以保持体力。

分娩前排净大小便。临产前产妇应定时大小便，使直肠、膀胱处于空虚状态。

剖宫产妈妈分娩注意事项

剖宫产前一天应禁食。手术前一天，晚餐应清淡，午夜 12 点后不要吃东西，手术前 6~8 小时不要喝水。

剖宫产前最好洗个澡。剖宫产是创伤性手术，产前清洁可减少感染概率。

什么时候带孕妈妈去医院

许多孕妈妈感觉肚子痛，第一反应就是要生了，可医生检查后发现不是真的要生了。到底身体出现什么信号才该去医院，准爸爸和孕妈妈最好了解清楚，提前有个心理准备，以免到时手忙脚乱。

了解临产前的 5 个信号

临产的征兆很多，如胃的压迫感消失、腹坠腰酸、大小便次数增多、子宫颈口及阴道排出的分泌物增多等，但其中最明显的是以下五个信号。

宫缩

在分娩前两三周，孕妈妈通常会出现较频繁的不规律宫缩。这种子宫收缩只会引起轻微的胀痛，但往往会引起孕妈妈的高度紧张，以为就要生了，频繁去医院就诊，结果导致自己休息不好、奔波劳累，到真正临产的时候反而没了力气，所以准爸爸和孕妈妈要学会区分真假临产。

假宫缩

假宫缩无规律，时间间隔不会越来越小，宫缩强度也不会越来越强，通常比较弱。有时会增强，但之后又会转弱。

宫缩疼痛部位通常只在前方疼痛。孕妈妈行走或休息片刻后，有时甚至换一下体位后都会停止宫缩。

真宫缩

有固定的时间间隔，随着时间的推移，间隔越来越短，每次宫缩持续 30~70 秒，宫缩强度稳定增加。先从后背开始疼痛，而后转移至前方。不管如何运动，宫缩照常进行。

若出现下列情况，请马上去医院：

在没有发生宫缩的情况下，羊膜破裂，羊水流出。

阴道流出的是血，而非血样黏液。

真假宫缩比较

真宫缩	假宫缩
宫缩有规律，每 5 分钟一次	宫缩无规律，每 3 分钟、5 分钟或 10 分钟一次
宫缩逐渐增强	宫缩强度不随时间而增强
当行走或休息时，宫缩不缓和	宫缩随活动或体位的改变而减轻
宫缩伴有见红	宫缩通常不伴有黏液增多或见红
宫颈口逐渐扩张	宫颈口无明显改变

子宫底下降

初次生产的孕妈妈到了临产前 2 周左右，子宫底会下降，这时会觉得上腹部轻松起来，呼吸也变得比前一阵子舒畅，胃部受压的不适感减轻了许多，饭量也会随之增加。

下腹部有压迫感

由于胎宝宝下降，分娩时先露出的部分已经降到骨盆入口处，因此孕妈妈出现下腹部坠胀，甚至感觉膀胱受到压迫。孕妈妈会感到腰酸腿痛。

破水

阴道流出羊水，俗称破水。因为子宫强有力的收缩，子宫腔内的压力逐渐增加，宫口开大，胎宝宝头部下降，引起胎膜破裂，阴道流出羊水。这时离宝宝

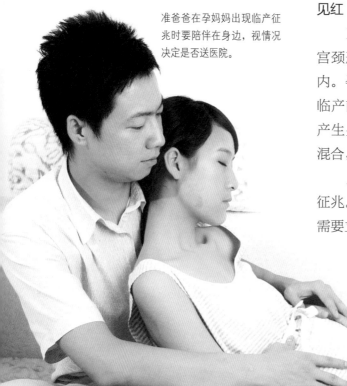

准爸爸在孕妈妈出现临产征兆时要陪伴在身边，视情况决定是否送医院。

这些孕妈妈需要提前入院

* 孕妈妈有妊娠高血压、重度贫血，以及其他疾病，应提前入院，由医生周密监护，及时掌握病情，进行处理。
* 不适合自然分娩的孕妈妈，和医生协商，以确定分娩的日期。
* 有胎位不正，如臀位、横位，以及多胎妊娠的情况，需提前入院，做好剖宫产分娩的准备。
* 经产妇，并有急产史者，应提前入院，以防再次出现急产。
* 有前置胎盘、过期妊娠者等，应提前入院待产，加强监护。

降生已经不远了，要马上去医院待产。正常的羊水是无色、澄清的液体，如果是血样、绿色、浑浊，必须告诉医生。

见红

正常子宫颈会分泌黏稠的液体，在宫颈形成黏液栓，防止细菌侵入子宫腔内。孕期这种分泌物会增多且变黏稠。临产前因子宫内口胎膜与宫壁分离，会产生少量出血，这种出血与子宫黏液栓混合，由阴道排出，称为见红。

见红是分娩即将开始时比较可靠的征兆。如果出血量大，可能是胎盘早剥，需要立即到医院检查。

分娩前的准备

分娩对于初次生产的孕妈妈来说是陌生的。为了不打无准备之仗，孕妈妈和准爸爸必须提前了解一些事情，这样当分娩来临时，才会更镇定。

分娩前准爸爸必做的事

准爸爸不要以为分娩只是孕妈妈一个人的事儿，在分娩前要做的准备工作也不少，不要全交给孕妈妈一个人做，和她一起规划、准备这人生中最重要的一刻是每个好丈夫、好爸爸都应该做的。

提前选好去医院的路线

准爸爸应提前选好去医院的路线及要乘坐的交通工具，最好预先演练一下去医院的路程和时间。考虑到孕妈妈临产可能会在任何时间，包括上下班高峰期，所以最好提前寻找一条备用路线，以便尽快到达医院。

如果有时间的话，最好在孕妈妈临产前夕由准爸爸陪着演练一下选好的路线，包括备选的线路，提前预估好时间和路上可能遇到的车况，做足准备。

备好入院物品

孕36周后，孕妈妈随时都有分娩的可能，所以准爸爸要将生产前的准备早做好，以避免入院时出现手忙脚乱的窘境。准爸爸可将分娩时所用的物品以及宝宝出生后用的物品整理后放入待产包里，放到容易拿取的地方。如果宝宝提前"报到"或有紧急状况，准爸爸可立刻拿走，不会因为慌乱而落下东西。

提醒妻子分娩前保证充足的休息

与其在忐忑和焦虑中等待分娩的到来，孕妈妈不如在分娩前做些身体准备。准爸爸要适时提醒孕妈妈。

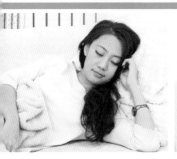

1. 保证充足的睡眠，以保证分娩时体力充沛。

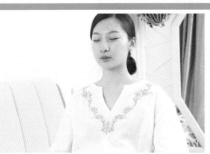

2. 临近预产期的孕妈妈应尽量不要外出或旅行，但也不要整天卧床休息，轻微的运动是有好处的。

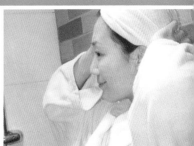

3. 保持身体的清洁。由于孕妈妈产后不能马上洗澡，因此，住院之前应洗一次澡，以保持身体的清洁。

选择分娩方式

一般医院都提倡自然分娩，也就是顺产，因为自然分娩的宝宝免疫力比较强，产后妈妈身体也比较容易恢复。但是有的孕妈妈可能因为产道或骨盆异常、胎宝宝过大等诸多原因而选择其他分娩方式。不管哪种分娩方式，选择适合自己的才是最重要的。

自然分娩

自然分娩指胎宝宝经阴道自然娩出，也叫顺产。自然分娩被认为是较理想、较安全的分娩方式。现在，大多数孕妈妈都会选择自然分娩，这也是医生较为推崇的方式。

自然分娩的优缺点

优点	缺点
产后恢复快，可立即进食，哺喂母乳。	产前阵痛。
仅有会阴部位伤口，并发症少。	阴道松弛，但可通过产后运动恢复。
经过产道的挤压，可以使宝宝的肺功能、皮肤神经末梢得到锻炼。	可能会出现骨盆腔、子宫、膀胱脱垂的后遗症。
腹部很快恢复原来的平坦。	如需以产钳或真空吸引帮助生产，可能引起胎宝宝头部肿大。

分娩的三大产程

有些孕妈妈害怕分娩，准爸爸可以带她了解一下分娩的整个过程，这样她就不会忧心忡忡了。

第1产程——开口期

第1阶段，产道变软。分娩时，子宫颈由紧闭变柔软以便于胎宝宝通过。宫口开始缓缓张开，羊水和黏液会起到润滑作用，帮助胎宝宝通过产道。

第2阶段，子宫开始缓缓收缩，加大子宫内的压力，挤压宫口，使子宫颈扩大，胎宝宝往下滑。

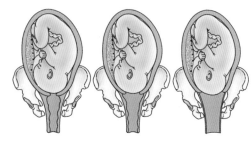

第3阶段，阵痛开始，宫口开始张开，开到1厘米左右后会停止一段时间，然后以每次2~3厘米的速度缓缓张开，直至宫口开到10厘米，能使胎宝宝的头部通过为止。

宫口开全至胎宝宝娩出，初产妇要持续一两个小时，经产妇可在 1 小时内完成。

第 2 产程——分娩期

第 4 阶段，羊水破裂。宫口开始张开时，羊水破裂，此时会感觉有股温暖的液体从阴道流出。阵痛时会有排便感觉。

第 5 阶段，每 1~2 分钟阵痛来临一次。阵痛时，根据医生的口令，进行呼吸和用力，正确有效地用力非常关键。

第 6 阶段，胎宝宝出生。第 2 产程的阵痛来势凶猛，孕妈妈因体力消耗极大，应努力保持清醒。胎宝宝头部娩出后，就不要腹部用力了，要短促地呼吸，使宝宝自然娩出。宝宝出生后，医生会剪断脐带，如果新爸爸进入产房，也可以由新爸爸亲自为宝宝剪脐带。新妈妈不用紧张，剪脐带并不疼。

第 3 产程——胎盘娩出期

第 7 阶段，胎盘娩出。宝宝娩出后，宫缩会有短暂停歇，约隔 10 分钟，又会出现宫缩以排出胎盘，这个过程需要 5~15 分钟，一般不会超过 30 分钟。

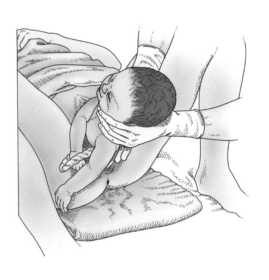

自然分娩示意图

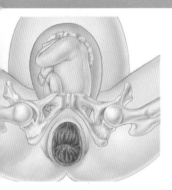

在宫缩间隙，胎宝宝头部将停留在阴道口。

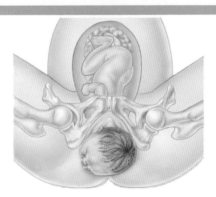

胎儿的头部娩出，脸部朝下，胎儿本能地将头转向一侧。

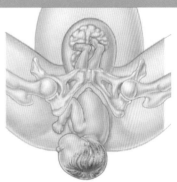

再经过两三次宫缩，胎儿的肩膀娩出，继续用力推压，腿和臀部也将被娩出。

缓解阵痛的妙招

阵痛的时候，孕妈妈实在感到疼痛难忍，也可以通过以下几种方法进行缓解。

小方法缓阵痛

泡脚： 血液流通缓慢，加剧了疼痛感。可以用温水泡脚或者穿上保暖的鞋子，促进血液流通，减轻疼痛。

补充能量： 忍受身体疼痛的时候会消耗一些体能，可以利用阵痛的间歇补充能量。

喝点儿水： 持续着克服阵痛的呼吸法时，喉咙必然很干渴，最好携带水杯，不痛时喝口水。

小动作缓阵痛

从阵痛开始到正式分娩，大概还需经历若干小时，孕妈妈不要一味地坐等一波又一波阵痛的来临，而是要让身体动起来，以分散注意力，缓解阵痛。

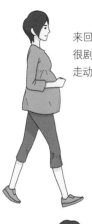

来回走动：在阵痛刚开始还不是很剧烈的时候，孕妈妈可以下床走动，一边走一边匀速呼吸。

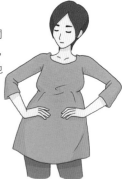

扭腰：两脚分开，与肩同宽，深呼吸，闭上眼睛，同时前后左右大幅度地慢慢扭腰。

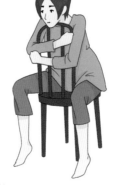

盘腿坐：盘腿坐，两脚相对，双手放在肚子或膝盖上轻按。

抱住椅背坐：像骑马一样坐在有靠背的椅子上，双腿分开，双手抱住椅背。

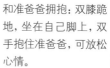

和准爸爸拥抱：双膝跪地，坐在自己脚上，双手抱住准爸爸，可放松心情。

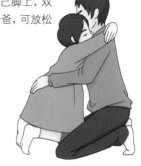

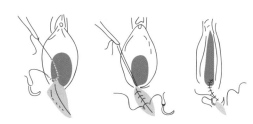

了解会阴侧切

会阴侧切是为了让宝宝尽快降生，以免出现胎宝宝心跳减弱、回旋不能顺利进行等情况。另外，会阴侧切可防止孕妈妈会阴撕裂，有利于保护骨盆底肌肉。但是如果有可能，孕妈妈都希望自然分娩能顺利进行，而不必做会阴侧切术。

会阴侧切会不会疼

会阴侧切术前要进行局部麻醉和会阴部神经阻滞麻醉，会在宫缩时进行切开，所以，大多数孕妈妈不会感觉很痛。但当胎宝宝娩出后，强烈的宫缩暂时缓解，会阴切口缝合时，新妈妈会感觉疼痛。术后新妈妈大多能不用止痛药就能忍受这种会阴切口处的疼痛。如果有的新妈妈不能忍受，可以用一些止痛药，随着时间的推移，疼痛感会越来越轻。

术后多久能愈合

根据伤口及缝合程度不同，快的需要2周，慢的4周左右就能恢复了。有个别新妈妈在拆线后发生会阴伤口裂开，此时如已经出院，应立即去医院检查处理。如果伤口裂开时间短，可以在妥善消毒后立即进行第2次缝合，5天后拆线，大多可以再次长好。

以下症状要做会阴侧切

* 初产妇头位分娩时会阴较紧、组织硬韧或发育不良、炎症、水肿或遇急产时会阴未能充分扩张，估计胎头娩出时将发生 II 度以上裂伤者。
* 经产妇曾做过会阴切开缝合，或修补后瘢痕大，影响会阴扩展者。
* 产钳助产，胎头吸引器助产或初产臀位经阴道分娩者。
* 早产、胎宝宝宫内发育迟缓或胎宝宝宫内窘迫需减轻胎头受压并尽早娩出者。

避免会阴侧切的小妙方

怀孕期间只要稍加控制饮食、避免胎宝宝过大，并养成运动的好习惯，不但可以使产程较为顺利，也可以减少会阴侧切的概率。孕中期要少吃富含淀粉食物，并增加蛋白质的摄取，可降低体重增加的速度，避免胎宝宝过大。多散步、多爬楼梯等，都可以加强肌肉力量，帮助生产。

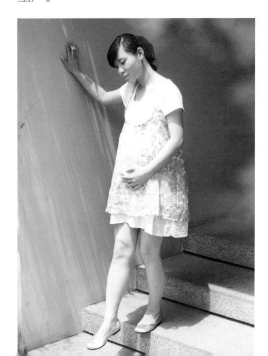

必要时选择剖宫产

顺产对母婴的健康都有好处，这的确不错，但是在不能顺产的情况下，还是要听从医生的建议选择剖宫产。准爸爸要明白，现代的医学很发达，剖宫产也能保证母婴健康。

什么情况需要剖宫产

胎宝宝窘迫：这是由于胎宝宝缺乏氧气而陷于危险状态。

胎宝宝过大：胎宝宝体积过大而无法经由骨盆生产。

骨盆过小：因孕妈妈骨盆过小，没有足够空间让胎宝宝经由骨盆生产。

胎位不正：臀位、肩位、横位都会给胎宝宝和孕妈妈带来不可预知的危险。

子痫前期：有高血压、蛋白尿、水肿症状的孕妈妈，胎宝宝将无法从胎盘中获得足够的营养与氧气，也不能承受生产过程所带来的压力。

自然生产过程无法继续进展：因孕妈妈子宫收缩程度弱，子宫颈扩张不足，所以胎宝宝将无法娩出。

前置胎盘：又称低位胎盘，若是胎盘附着在子宫的部位过低，会导致出血以及阻挡胎宝宝出生的通道。

胎盘剥离：通常胎盘剥离是由高血压或创伤所引起而导致阴道出血的紧急状况。

孕妈妈罹患某种病症：糖尿病、肾脏病等，对母体和胎宝宝都会形成压力。

剖宫产的优缺点

优点

当顺产有困难或可能对母婴有危害时，剖宫产可挽救母婴的生命。

减少妊娠并发症和合并症对母婴的影响，更适合大龄产妇与生育功能性缺陷的产妇。

免去遭受产前阵痛以及顺产可能引起的大小便失禁之苦。

腹腔内有其他疾病，可在手术中同时处理。

缺点

手术时可能发生大出血及副损伤，术后可能发生合并症。

可能发生子宫切口愈合不良、肠粘连等症。

术后子宫及全身的恢复都比自然分娩慢。

再次分娩时为了防止原切口创伤，需要再次剖宫产。

剖宫产的宝宝可能会发生呼吸窘迫综合征。

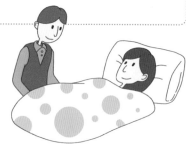

剖宫产前的准备工作

手术前的 8~12 小时禁止吃任何东西。

剖宫产前最好洗澡，因为剖宫产是创伤性手术，产前清洁可减少细菌感染概率。

需要抽血化验和进行尿液检查。

护士"备皮"以方便手术进行，"备皮"指的是剃除体毛，范围是乳房下沿着腋中线至大腿上段及会阴部，目的是为避免毛发上的细菌掉落到已切开的伤口里。

让家属签署手术和麻醉同意书。

由护士插入导尿管，以排空膀胱，导尿管要放置大约 24 小时。

剖宫产过程

1. 全身麻醉或硬膜外麻醉：用消毒剂消毒产妇腹部，将一个细导尿管插入膀胱。医生在耻骨线下方做一水平切口。

2. 切开皮肤和脂肪组织：医生仔细切开腹壁脂肪组织和肌肉。用牵拉器拉开组织，切开衬贴在腹膜腔内的腹膜。

3. 切开子宫下部：医生用牵拉器牵开膀胱，切开子宫下部，显露包在胎宝宝表面的保护性羊膜囊。

4. 取出胎宝宝：医生破开羊膜囊，伸入一只手托住胎宝宝头或臀的下方，轻柔地将胎宝宝从子宫内取出，钳住脐带并切断。

5. 缝合：缝合子宫和腹壁各层。用金属夹或长缝线缝合皮肤。5 天后拆除金属夹或缝线，即可回家。

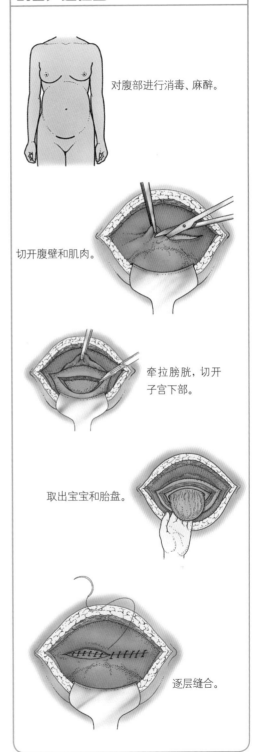

剖宫产过程图

对腹部进行消毒、麻醉。

切开腹壁和肌肉。

牵拉膀胱，切开子宫下部。

取出宝宝和胎盘。

逐层缝合。

妻子怕疼，试试无痛分娩

如果妻子很担心疼痛的问题，准爸爸可以提前向医生咨询无痛分娩的相关事宜。

无痛分娩是什么

无痛分娩是当下比较流行的一种分娩方式。通过在孕妈妈腰部的硬膜外腔里注入一些镇痛药和小剂量的麻醉药，并持续少量地释放，只阻断较粗的感觉神经，不阻断运动神经，从而影响感觉神经对痛觉的传递，可以最大限度地减轻疼痛。

无痛分娩的优缺点

优点

可使孕妈妈减轻疼痛感，从而减少对分娩的恐惧。

也可减轻疲倦，让孕妈妈在时间最长的第一产程得到休息，当宫口开全想用力时，因积攒了体力而更有力量。

一般剂量的药物，对胎宝宝呼吸和长期的神经行为无较大的影响，还能减少胎宝宝缺氧的危险。

缺点

大剂量使用，可能造成麻醉药在胎儿体内聚积，导致新生儿出生后几天内暂时性活动迟缓。

如果脊椎管内镇痛平面过高，会使孕妈妈血压降低，影响胎盘血流，有可能导致胎儿在子宫里缺血、缺氧。

会降低腹壁肌肉的收缩功能，可能会出现第二产程延长现象，有极少产妇会出现局部麻醉或脊髓麻醉的并发症。

哪些孕妈妈不适合无痛分娩

* 孕妈妈有阴道分娩禁忌证，如前置胎盘、胎盘早剥、胎儿宫内窘迫等。

* 孕妈妈有麻醉禁忌证，如对麻醉药或镇痛药过敏，或者耐受力极强。

* 孕妈妈有凝血功能异常状况，不能采用无痛分娩。

* 若孕妈妈有药物过敏、妊娠并发心脏病、腰部有外伤史等情况，宜向医生咨询后，由医生来决定是否可以进行无痛分娩。

会有副作用吗

一般来说，硬膜外镇痛是比较安全的，效果理想，也不会影响孕妈妈肌肉张力，孕妈妈仍能主动配合，缩短产程，不增加产后出血量。

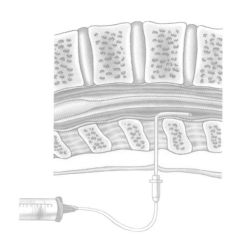

导乐，让分娩更轻松

如果孕妈妈在分娩时有人陪伴就好了。她能很好地安慰、鼓励孕妈妈，并帮助她战胜恐惧！如果准爸爸没有时间陪伴孕妈妈，那么导乐就是那个能满足孕妈妈这些需要的人！如果是准爸爸陪产，那么准爸爸就来学习做个"导乐"吧。

什么是导乐

导乐，是指一个有生育经验的女性给予孕妈妈生理、心理及感情上的帮助，并且陪伴孕妈妈分娩。在分娩室中，导乐像是一位有丰富经验的教员，耐心地、果断地指导孕妈妈如何进行呼吸和用力，以及心理的调适。导乐分娩一般分为三个阶段：待产期、分娩期、产后观察期。

导乐都会做些啥

1. 从入院待产开始，导乐就会向孕妈妈提供一对一全过程、全方位的护理，并向孕妈妈介绍分娩的生理特性，消除孕妈妈的恐惧心理并随时观察孕妈妈出现的各种情况，及时通知医生，同时还要兼顾向孕妈妈家属解释各种问题。

2. 进入分娩期，导乐会先向主产医生介绍孕妈妈的基本情况，协助医生做好各项准备工作；在孕妈妈身边不断给予心理上的支持；在阵痛间隙时喂孕妈妈喝水、进食，以帮助孕妈妈保持体力。

3. 导乐可以在整个产程中对孕妈妈进行产程步骤的解释和引导，并协助指导孕妈妈和家属参与到分娩过程中，有条不紊地期待胎宝宝的降生，使孕妈妈平稳情绪，从而减少阵痛时间。

4. 在整个待产过程中，导乐会向孕妈妈通报产程进行的每个阶段、每一次呼吸、每一次用力，从细节上帮助孕妈妈正确地配合分娩，有时还会教授一些技巧，帮助孕妈妈树立信心，顺利分娩。

提前预约导乐

目前，国内只有为数不多的医院提供导乐分娩，孕妈妈如果需要可以提前咨询周围医院。

如果孕妈妈很想请导乐，可以咨询周围的朋友、同事，让她们推荐哪里可以请到导乐，这样既方便又可靠。

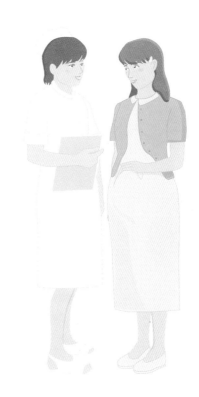

陪产，用爱的力量为孕妈妈加油

准爸爸陪产，能对孕妈妈起到鼓励和安慰的作用，还有利于减轻生产的痛苦，加快产程。

陪产准爸爸必须做的事

许多准爸爸不愿在宝宝的成长过程中缺席，从宝宝在妈妈的肚子里孕育开始，他们就希望有参与的机会，对于宝宝的诞生，更是不愿意袖手旁观。那么，陪产准爸爸应该怎样分担妻子分娩的重任呢？他们究竟可以做些什么呢？

按摩妻子的手

按摩妻子的手，哪怕只是单侧的按摩，也能对产妇的情绪起到很好的安抚作用。

引导妻子正确呼吸

如果准爸爸准备一直陪伴在产床旁边，面对分娩只需要掌握一种技能——引导妻子控制呼吸。因为这个时候产妇由于阵痛早已把之前学过的呼吸法之类的全忘记了，准爸爸要提醒她，在第一产程运用呼吸法镇痛，可以陪孕妈妈一起做；在第二产程指点孕妈妈大口吸气后

憋气，往下用力，吐气后再憋气，用力，直到宫缩结束；而当胎头娩出 2/3 或产妇有强烈的便意感时，要哈气，即嘴巴张开，全身放松，像喘息般急促呼吸，准爸爸可以给妻子数着哈气"1、2、3、4、5"，切记不要用力过猛，避免会阴裂伤。

辅导妻子用力

准爸爸要适时提醒妻子收缩下巴，将嘴巴紧闭，依靠腰背部下坠和脚跟踩踏的力量将胎宝宝娩出。准爸爸可轻拍妻子的手臂和肩膀，让她尽量在阵痛间隙放松，然后伴随下次宫缩，手握产床旁边的把杆，将力量集中到下半身。

为妻子补充水分和能量

在分娩过程中，妻子大汗淋漓，消耗了很大体力，准爸爸可让妻子吃点巧克力以补充能量，也可用棉花棒蘸上凉开水，擦拭妻子双唇，以补充水分。

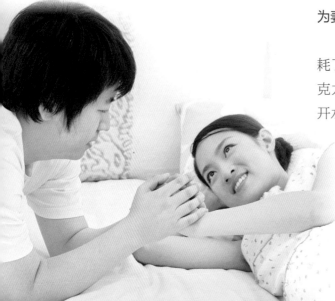

准爸爸陪产可以握住妻子的手，引导妻子正确呼吸等，给予妻子精神上的鼓励与支持。

随时鼓励妻子

陪产准爸爸的站位应以不妨碍医护人员行动为原则，一般站在妻子头部的左侧方比较好。整个分娩期间，准爸爸要随时鼓励妻子，夸赞她表现出色，表现出对她能顺产的信心，要一再表白对她的感情和感激之情。以下例子就是在分娩过程中准爸爸可以向妻子说的支持的话，你也可以自己想一些话，在分娩的过程中说给她听。

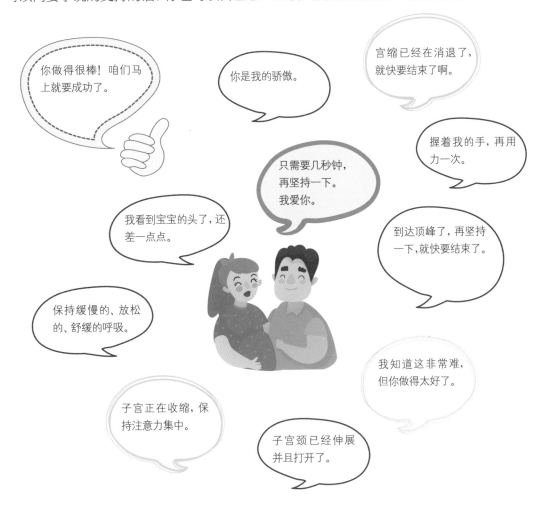

顺转剖时准爸爸这样安慰妻子

如果遇到特殊情况，孕妈妈需要顺转剖，准爸爸千万不要表现出不满，因为大家都知道顺产可以提高宝宝的免疫力。当医生宣布需要顺转剖的时候，孕妈妈也不要对自己感到失望。这个时候，准爸爸一定要开导孕妈妈，告诉她，她是最棒的，是客观条件不允许顺产。除此之外，准爸爸要强调剖宫产的好处，这需要提前了解相关知识。

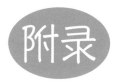

附录

顺产妈妈产后 3 天护理

自然分娩时，虽然阵痛剧烈，且持续的时间较长，但子宫收缩和身体恢复速度比较快，分娩后只需住院 3 天左右即可。

分娩当天

为恢复体力和哺乳做准备，要充分休息。分娩后半小时就可以让宝宝吸吮乳头，这样可以尽早建立催乳和排乳反射，促进乳汁分泌，有利于子宫收缩。肚子饿了，可以吃些清淡的没有刺激的食物。

分娩后8~12小时可自行如厕排尿。少数产妇排尿困难，应尽量起床解小便，也可请医生针刺或药物治疗，8小时以上仍不能自然排尿，应进行导尿。产妇会因为宫缩而引起下腹部阵发性疼痛，称为"产后宫缩痛"，一般2~3天后会自然消失。

没有异常的产妇，在产后8小时左右就可以下地行走，做会阴切开术的产妇，在12小时后开始下地。

第2天

注意会阴部卫生，每日分2次用药液清洗，会阴垫应用无菌卫生巾并及时更换。在身心的疲劳得到缓解之后，可以尝试进行简单的产褥体操。开始时，进行一些轻微的活动。开始流出营养丰富的初乳，尽可能让宝宝吸吮，继续充分按摩乳房。

第3天

如果产妇没有异常，可以出院，如果会阴有伤口，第4天拆线后可出院。从护士那里接受有关乳房护理、哺乳方法、育儿方法以及产褥期注意事项的指导。

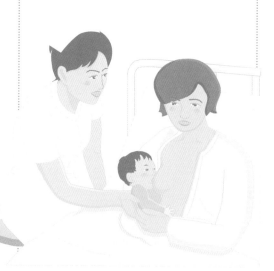

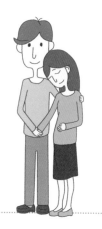

剖宫产妈妈产后 7 天护理

剖宫产妈妈因为腹部有伤口，所以需要特殊的护理，而且护理的时间也相对较长，一般产后还要住院 7 天左右。

分娩当天

产妇可以采取侧卧位，使身体和床成 20~30 度角，这个姿势可以减轻对切口的震动和牵拉痛。

术后 6 小时内因麻醉药药效尚未消失，全身反应迟钝，应暂时禁食。术后 6 小时未排气时，产妇可先喝点萝卜汤或白开水。一般术后 24 小时胃肠功能才能完全恢复，肠道排气后才能进食。

可进行轻微的活动，最好多翻身，促进肠蠕动功能恢复，尽早排气，消除腹胀。

产后第 2 天

术后 24 小时后应吃流质饮食，如米汤、藕粉、果汁、菜汤等，分 6~8 次进食。未排气期间请勿饮食。第一餐若无任何肠胃不适，则可在下一餐恢复正常的食量，哺乳妈妈可多食用鱼汤，多喝水。开始分泌初乳，可以哺乳。

手术 24~48 小时后，可将导尿管拔掉。拔出导尿管后，应尽量自行解小便。若解不出来，应告诉医生，直至能畅通排尿为止，否则易引起尿路感染。

尽早下床活动，促进肠蠕动和子宫复原，避免肠粘连及血栓性静脉炎。

产后第 3 天

开始排气了，就说明肠胃功能恢复正常。此时，疼痛得到了一定缓解，身体迅速恢复，完全可以独自去卫生间了。

产后第 4 天

要做轻微运动，并坚持按摩乳房，每 4~6 小时让宝宝吸吮母乳 1 次。

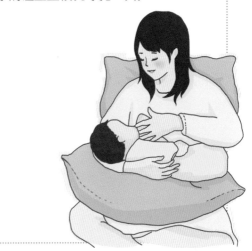

产后第 5~6 天

到了第 5~6 天，产妇就可以自主排便了，说明产妇的肠蠕动已经恢复正常，而且这时候手术的疼痛感也减轻了。

产后第 7 天

如果没有特殊情况，第 7 天即可出院。出院前，要接受简单的医疗检查，宝宝接受基本的健康检查。

新生儿护理

脐带的护理

一般情况下，宝宝的脐带会在 1 周左右自行脱落，2 周左右自动愈合。这期间新手爸妈需要做的是：

1. 用棉球或细纱布蘸 75% 的医用酒精，从内向外涂擦脐带根部和周围，每天消毒 1~2 次即可，待脐带干后，用纱布盖好。

2. 在擦拭之前一定要先洗手，避免脐部接触爽身粉等各种粉剂，以免使脐部发炎不易愈合。

3. 不要把脐带露在外面的一端包在尿布或纸尿裤里，以防大小便弄湿脐带。如果脐部被尿湿，必须立即消毒。脐带 1 周左右脱落后就不再需要纱布覆盖，但仍要保持局部干燥和清洁。

4. 千万不要试图自己去除脐带。要经常观察是否有感染的迹象，如果脐带流血、有异味或分泌物、周围红肿或脐带超过 1 个月未脱落或伤口未愈合，则需要马上去看医生。

眼睛的护理

宝宝的眼睛很脆弱也很稚嫩，在对待宝宝眼睛的问题上一定要谨慎。

1. 如果宝宝刚睡醒，发现他的眼睛上有眼屎，可以用纱布蘸温水轻轻地擦拭，不可用手指或手指甲直接擦。

2. 如果眼睑上有硬皮，或者眼睛的分泌物屡擦不净，则要怀疑是不是结膜炎，需要带宝宝去看医生。

3. 给宝宝滴眼药水的时候，要滴在宝宝内侧的眼角处。

4. 每次给宝宝清洁眼睛前后，要及时洗手，以防病菌交叉感染。

5. 要给宝宝用单独的毛巾、洗脸盆，并且与家里其他人的要隔离开，还要定时清洗。

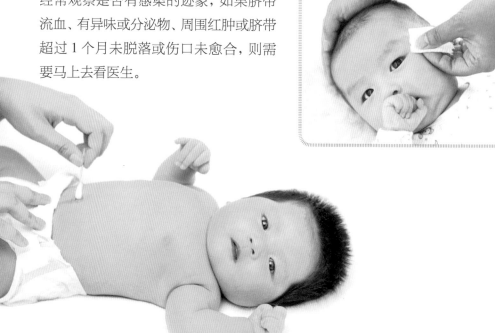

鼻腔的护理

如果鼻痂或鼻涕堵塞了宝宝的鼻孔，可用生理盐水湿润鼻腔内干痂，再轻轻按压鼻根部。

一般情况下，大部分的鼻涕会自行消失。不过，如果鼻子被过多的鼻涕堵塞，宝宝呼吸会变得很难受，这时可以用球形的吸鼻器把鼻涕清理干净。方法是：

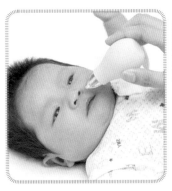 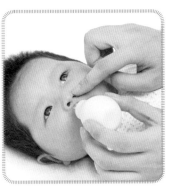 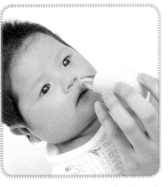

1.让宝宝仰卧，往他的鼻腔里滴1滴生理盐水。

2.把吸鼻器插入一个鼻孔，用食指按压住另一个鼻孔，把鼻涕吸出来。

3.然后再吸另一个鼻孔，动作一定要轻柔，以免伤害到宝宝脆弱的鼻腔。

耳朵的护理

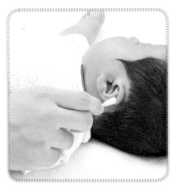 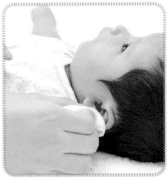 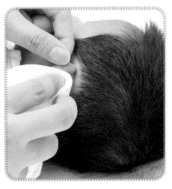

1.用棉签蘸些温水拭干外耳道及外耳。

2.用一块柔软的棉布在温水中浸湿，然后轻轻擦拭宝宝外耳的褶皱和隐蔽的部分。

3.一定要注意耳背后的清洁，有时会发生湿疹及皲裂，可涂些食用植物油，如果发生耳后湿疹可涂湿疹膏。

图书在版编目 (CIP) 数据

一起怀孕吧 准爸爸 / 曾少鹏主编 . -- 南京：江苏凤凰科学技术出版社，2020.8

（汉竹·亲亲乐读系列）

ISBN 978-7-5713-1039-4

Ⅰ.①一… Ⅱ.①曾… Ⅲ.①孕妇－妇幼保健－基本知识②胎教－基本知识 Ⅳ.① R715.3 ② G61

中国版本图书馆 CIP 数据核字 (2020) 第 044836 号

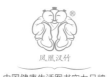

中国健康生活图书实力品牌

一起怀孕吧 准爸爸

主　　　　编	曾少鹏	
主 编 助 理	周　莹	
编　　　著	汉　竹	
责 任 编 辑	刘玉锋	
特 邀 编 辑	王超超　李佳昕　张　欢	
责 任 校 对	杜秋宁	
责 任 监 制	刘文洋	

出 版 发 行	江苏凤凰科学技术出版社
出版社地址	南京市湖南路 1 号 A 楼，邮编：210009
出版社网址	http://www.pspress.cn
印　　　刷	合肥精艺印刷有限公司

开　　　本	720mm×1 000mm　1/16
印　　　张	13
字　　　数	260 000
版　　　次	2020 年 8 月第 1 版
印　　　次	2020 年 8 月第 1 次印刷

标 准 书 号	ISBN 978-7-5713-1039-4
定　　　价	36.00 元

图书如有印装质量问题，可向我社出版科调换。